國家古籍出版

專項經費資助項目

全漢三國六朝唐宋方書輯稿

顧問 余瀛鰲

産寶

唐·昝殷 撰
范行準 輯佚
梁峻 整理

中醫古籍出版社
Publishing House of Ancient Chinese Medical Books

圖書在版編目 (CIP) 數據

產寶/(唐) 昝殷撰；范行準輯佚；梁峻整理 .—北京：中醫古籍出版社，2019.2
(全漢三國六朝唐宋方書輯稿)
ISBN 978-7-5152-1477-1

Ⅰ. ①產… Ⅱ. ①昝…②范…③梁… Ⅲ.①中醫產科學-方書-中國-唐代 Ⅳ. ①R289.53

中國版本圖書館 CIP 數據核字 (2017) 第 090896 號

全漢三國六朝唐宋方書輯稿
產 寶 唐·昝殷 撰
范行準 輯佚 梁峻 整理

策劃編輯 鄭 蓉
責任編輯 賈蕭榮
封面設計 韓博玥
封面插圖 趙石濤
出版發行 中醫古籍出版社
社 址 北京東直門內南小街 16 號 (100700)
印 刷 北京博圖彩色印刷有限公司
開 本 850mm×1168mm 32 開
印 張 7
字 數 90 千字
版 次 2019 年 2 月第 1 版 2019 年 2 月第 1 次印刷
印 數 0001~3000 冊
書 號 ISBN 978-7-5152-1477-1
定 價 28.00 圓

序

在國家古籍整理出版專項經費資助下，《范行準輯佚中醫古文獻叢書》十一種合訂本于二〇〇七年順利出版。由於經費受限，范老的輯稿沒有全部整理付梓。學界專家看到這十一種書的輯稿影印本後，評價甚高，建議繼續籌措經費出版輯稿。有人建議合訂本太厚，不利于讀者選擇性地購讀，故予改版分册出版（其中包括新整理本）。

中國醫藥學博大精深，存留醫籍幾近中華典籍的三分之一。究其原因，昔秦始皇焚書，『所不去者，醫藥卜筮種樹之書』。漢興，經李柱國和向歆父子等整理，《漢書·藝文志》收載方技（醫藥）類圖書，分醫經、經方、房中、神仙四類，二〇五卷，歷經改朝换代、戰事動蕩，醫籍忽聚忽散，遭受所謂『五厄』『十厄』之命運。然而，由於引經據典是古人慣常的行文方法，所以『必托之于神農黄帝而後能入説』。前代或同代醫籍被他人引用、注明出處便構成傳承的第一個環節。唐代醫學、文獻學大家王燾就是這個環節的楷模。正是由於這個引用環節的存在，爲輯佚奠定了基礎，即一旦被引用的醫籍散佚，還可以從引用醫籍中予以輯録，這是傳承的第二個環節。范行準先生集平生精力，輯佚出全漢三國六朝唐宋方書七十一種。其中毛筆小楷輯稿五十八種一二二冊，鋼筆輯稿十三種十三冊。除其中有人已輯佚出版或輯稿内容太少外，本套書收載的是從未面世的輯佚稿計二十多種，十分珍貴。爲方便今人理解，特邀專家爲每種書作解題，同時也適度包含考證考異内容，前後呼應，以體現這套叢書的相對整體性。

輯稿作爲珍貴的資源，一是因爲它靠人力從大量存世文獻中精審輯出包括今人不易看到的内容。以《刪繁方》爲例，該書有若干内容引自《華佗録袟》，不僅通過輯稿可以看清《刪繁方》原貌，而且據此還可以看到《華佗録袟》的部分内容。這不僅對當今學術的古代溯源循證具有重要價值，對未來學術傳承也具有重大意義。二是雖然輯稿不一定能恢復原書全貌，或辨清原書作者、成書年代等項仍存在大量需要考證考異的問題，但正是這些不完善之處，却給後世學者提出了有學術研究價值的問題，如《華佗録袟》冠名華佗，而華佗因不與曹操合作遇害，留存文獻本就不多，即使存世的華佗《中藏經》，時至今日仍有爭議，那么，《華佗録袟》的眞正作者是誰？輯稿提供的線索對進一步考明其眞相也有意義。

范老輯稿大多依據唐代文獻學家王燾《外台秘要》中著録的引用文獻出處輯出，但又不是全部，部分學術内涵還有《醫心方》《華佗録袟》等古文獻著録的線索。以此爲例，王燾原創的方法正是胡適先生所謂『歷史觀察方法』的學術源頭實例，也是文藝復興以來科學研究强調觀察和實驗兩個車輪之一。所謂觀察，不是針對一時一地的少量事物，而是大樣本長時段的歷史性觀察。天文學的成果就是通過這種方法取得的。中醫學至今還在使用這種方法。所謂聚類，本來是數理統計學中多元分析的一個分支，但用在文獻聚類中也是行之有效的方法。因爲中醫的藏象學説本身就是取類比象，其辨證也多采用類辨、象辨等方法，再説《周易·系辭》早就告誡人們『方以類聚』，聚類思想當然也是中醫藥學優秀文化傳統。梁峻教授申請承擔國家軟科學研究計劃『中醫歷史觀察方法的聚類研究』(2009GXQ6B150)，圍繞文獻的引用、被引用以及圖書散佚、輯佚等基本問題，運用聚類原理，應用計算機技術，從理論到實踐，闡述了中醫學術傳承中的文獻傳承范式，揭示了歷史觀察方法的應用價值。

輯稿既然在文獻傳承中具有關鍵作用，二〇一五年，經中醫古籍出版社積極響應，以《全漢三國六朝唐宋方書輯稿》爲題，又申請到國家古籍整理出版專項經費。以此爲契機，項目組成員重振旗鼓，經共同努力，將二十種散佚古籍之輯稿，重新整理編撰爲二十冊，并轉換成繁體字版，以便於台港澳地區以及日本等國學者參閲。值此輯稿即將付梓之際，本人聊抒感懷以爲序！

中國中醫科學院中國醫史文獻研究所原所長、
榮譽首席研究員、全國名中醫
余瀛鰲
戊戌年初秋于北京

原序

追求健康長壽是人類共同的夙願。秦皇漢武雖曾尋求過長生不死之藥，然而，死亡却公平地對待他們和每一個人。古往今來，人類爲延緩死亡、提高生存質量付出過巨大努力，亦留下許多珍貴醫籍。其承載的知識，乃是人們長期觀察積累、分析判斷、思辨應對的智慧結晶，并非故紙一堆，有可利用的一面。

醫籍損毀的人爲因素少。始皇不焚醫書，西漢侍醫李柱國和向歆父子對醫籍都進行過整理，但由於戰亂等各種客觀原因，醫籍和其他典籍一樣忽聚忽散，故有『五厄』『十厄』等説。宋以前醫籍散佚十分嚴重。就輯佚而言，章學誠認爲，自南宋王應麟開始，好古之士踵其成法，清代大盛。然輯佚必須辨僞，即甄别軼文僞誤、訂正編次錯位、校注貼切，否則，愈輯愈亂。

已故著名醫史文獻學大家范行凖先生，生前曾在《中華文史論叢》第六輯發表《兩漢三國南北朝隋唐醫方簡録》一文。該文首列書名，次列書志著録，再次列撰人，最後列據輯諸書，將其所輯醫籍給出目録，使讀者一目了然。由於種種原因，范行準先生這批輯稿未能問世。近年，范行準先生之女范佛嬰大夫多次與筆者商討此批輯稿問世問題，筆者也曾和洪曉、瑞賢兩位同事拜讀輯稿并委托洪曉先生撰寫整理方案，雖想過一些辦法，均未果。去年，經鄭蓉博士選題、劉從明社長批準上報申請出版補貼，國家古籍整理出版規劃領導小組成員余瀛鰲先生斡旋得以補貼。于是，由余先生擔任顧問，筆者與洪曉、曉峰兩位同事分工核實資料、撰寫解題，劉社長和鄭博士負責整理編排影印輯稿，大家共同努力，終于使第一批輯稿得以問世。

本次影印之輯稿，精選晉唐方書十一種二十册，上自東晉《范東陽方》，下迄唐代《近效方》，多屬未刊印之輯複者。各書前寫有解題，説明考證相關問題、介紹内容梗概、提示輯稿價值等。其中，《删繁方》《經心録》《古今録驗方》《延年秘録》之解題由梁峻撰寫，《范東陽方》《集驗方》之解題由李洪曉撰寫，《纂要方》《必效方》《廣濟方》《産寶》《近效方》之解題由胡曉峰撰寫。爲保持輯稿原貌，卷次闕如、内容散漫者，仍依其舊。所收《删繁方》一書，雖作者謝士泰生平里籍考證不詳，但其内容多引自佚書《華佗録袟》，該書存有中醫理論在古代的不同記載，如皮、肉、筋、骨、脈、髓之辨證論治方法等。現代著名中醫學家王玉川先生曾提示筆者要重視此書的研究，筆者亦曾研讀，并指導幾位研究生從不同角度開展工作，多有收穫。

范行準先生之輯稿，均很珍貴，具有重要的文獻與研究價值。此次影印出版，定名爲《范行準輯佚中醫古文獻叢書》，其他輯佚图書將陸續影印出版。筆者相信，輯稿影印本問世，對深入研究晉唐方書必將産生重要作用。欣喜之際，謹寫此文爲序。

梁　峻

二〇〇六年夏於北京

《産寶》解題

（胡曉峰）

《産寶》爲唐代昝殷撰。昝氏爲蜀（今四川省）人，通醫理，擅長婦産科和藥物學，官醫學博士。大中壬申（公元八五二年），劍南西川節度使白敏中守成都，其家有因産育而病者，遍訪名醫，值昝殷居成都，出所輯《産寶》一書以獻。《産寶》又名《經效産寶》，原書三卷，五十二篇，三七一方；强調婦女妊娠期以養胎保胎爲主，治療方面調理氣血、補益脾腎爲輔，是我國現存較早的産科專著。原書早佚，《政和經史證類備用本草》《婦人大全良方》《醫方類聚》等書保存部分内容。清光緒年間從日本復得影宋刻本。現存日本國影宋刻本、清光緒三年（一八七七年）刻本、清光緒十四年（一八八八年）刻本、《中國醫學大成》本等。昝氏另撰有《食醫心鑒》三卷，已佚。

本次整理影印范行準輯佚本，系范氏據《醫方類聚》輯出，又與《政和經史證類備用本草》《千金方》《宋本産寶》《婦人大全良方》等書進行校勘，有校勘注文，條文下標明佚文出處。分三卷及續篇，卷一：序論、經脈不通、崩中帶下方、方論、養胎、妊娠安胎方、妊娠食忌方、益氣滑胎令子易産方、妊娠惡阻嘔吐不食方、妊娠胎動不安不常處方、妊娠忽心腹痛腰痛方、妊娠傷寒熱病防損胎方、妊娠下痢黄水赤白方、妊娠水氣身腫腹内脹滿小便少方、妊娠《千金》易産方論、難産死生方、難産令易産方、療難産疑胎在腹已死方等，收方劑一百三十二首。卷二：療産後心驚中風方、産後餘血奔心煩悶方、産後渴不止方、産後淋病諸方、産後虚損方、産後餘血上搶心方、産後汗不止方、産後冷熱痢方、産後虚羸諸方、産後煩渴方、産後血瘕方、産後餘疾膿血方、産後大小便數等，收方劑九十八首。卷三：産後小便遺血、産後大小便不通方、産後壯熱方、産後咳嗽方、産後氣痢方、産後血暈悶絶方、産後乳無汁、産後乳結癰方、産後乳汁自出方、産後下浮汁方、産後血結成淋方、許仁則秘方等，收方劑一百零六首。産寶續篇：周氏傳授濟急方等，收方劑十三首。全書收載方劑約三百五十首，基本接近原書序文中提到的三七一首方劑這一數字，可見該書内容保存較爲完整。

一九五五年人民衛生出版社據清光緒十四年（一八八八年）刻本出版影印本。分上中下三卷，另有續編。與范氏輯佚本相比，内容略有差異，如缺少周氏序文等。

目録

產寶方序

周頲撰

頲聞至靈者人最貴者命人皆知命之所重而不知養命之方夭年未終疾病攻奪嗟乎世無良醫著述則急難倉卒尋醫其外誤多矣醫之中惟產難爲急子母性命懸在片時頲勤志方書常思救療每覽名醫著述皆誌於心且夫男女構精陰陽分氣胎中女弱疾狀頗多蓋其禀柔質以爲人有血藏而抱育姙娠之內導理有常至於飲食之間動靜之

際尤多制忌以節性情及乎既產鮮保安者蓋是損觸藏府傷動筋骨將理稍失疾患便生更值盲醫取次下藥致其所苦積漸懸危日復一日亟至于死可不痛哉故易曰天地之大德曰生則知在天地之間以生育為本又豈因生產而反危人之命乎自惟攝理困循藥餌差謬致其產婦不保安全且婦人生產方二三次血氣未衰飲食易進但能節性則無病生縱或偶有微病不難醫治至於回

五次迨乎七八次傷敗已深血氣衰微乎藏
虛弱臟腑內沸風邪外攻若有病生宜須審
療醫若不子細疾便危殆此醫殺之理甚明
矣且仕俗之家婦人產後復乳其子產既損
氣已甚乳又傷血至深蠹命耗神莫極於此
稍失常理便令急醫或以家貧不及厚賂醫
者醫者怠慢須臾困篤吁人之生靡能小事
也而醫者圖財侮而致死此醫殺之理又明
矣且夫產前產後血氣未寧一疾苟生百疾

同作古人所以著方論於產乳者正在此也至若鯉魚阿膠能治胎動芎藭當歸善療胎痛秖以胎動胎痛非一理也有因母疾而胎動者痛亦以之此所舉大綱蓋須知醫者之功也降及地黃益血生薑助氣湯藥止痛黃耆補虛用之得門其効如聖用之失理不以不醫乃知醫人不可苟作遡以此疾心常思著方以濟危急而學解不博未能自信所以偏採產術志在廣行復見昝殷產寶皆予感切深

據婦人大全良方引

向為白之誤

入醫門乃大中歲相國向敏中傷蒸婦人多患產難詢訪名醫思救人命或人舉殷相國迎召問其產乳殷乃撰方三卷贄於相國相國重其尚要命曰產寶此方雖存得者甚少頲志在愈疾常恨不家藏一本故輒敢序之蓋欲開其衆聽凡五十二篇三百七十一方兼拾昝氏之遺作小論三篇次於序末庶幾姙娠之家自得覽斯為家內明師爾時丁巳歲秋八月序

醫方類聚卷二百二十八 婦人門二十三葉一至三

産寶卷一

序論

大率治病先論其所主男子調其氣女子調其血氣血人之神也不可不謹調護然婦人以血為基本氣血宣行其神自清所謂血室不蓄則氣和血凝結則水火相刑月水如期謂之月信不然血凝成孕此乃調燮之常其血不來則因風熱傷於經血故血不通或外感風寒內受邪熱脾胃虛弱不能飲食食既

不充榮衛抑遏肌膚黃燥面無光澤時發寒熱腹脹作痛難於子息子藏冷熱久而勞損必挾帶下便多淋瀝忽致崩漏經云腹中如塊忽聚忽散其病乃癥血凋不流而搏腹脹時作寒熱此乃成瘕或先後爽期雖通而或多或寡究病之原蓋本於此（醫方類聚卷二百六婦人門一葉四十二至四十三　婦人大全良方同）

經脉不通

療經脉不通臍下結硬發熱下痢黃瘦此血

瘕也生肉瘕方地黄□汁五斤乾漆熬十分酒為

煮或作丸空腹酒下十五丸同上葉八十三至八十四

◎按澁江全善補類聚卷二百七即據此條題作療經候不通方

崩中帶下方

療崩中晝夜十數行衆醫所不能瘥者方

芎藭八兩㕮咀以酒五升煮取二升分三

服不飲酒水煮亦得

療崩中不止不問年月遠近方

槐耳燒作灰爲末以酒服方寸匕類聚卷二百七

旧類卷十二葉十二並同

婦人門二葉十一〇案

本卷原闕沈江全善補

方論

古者治婦人別著方論者以其胎妊生產崩

傷之異況婦人之病比之男子十倍難療蓋

女子嗜慾多於丈夫感病倍於男子加之慈

戀愛憎嫉妬憂恚染著堅牢情不自抑所以

為病根深治之難差況懷胎妊娠而挾病也

不特避其毒藥仍須審其虛實冷熱而調治

之無使妄投湯劑以致夭枉 類聚卷二百十 婦人門五葉六

大全良方同

養胎

夫至精才構一氣方凝始受胞胎漸成形質子在胎內隨母聽聞所以聖賢傳乎胎教凡曰娠妊之後才及月餘則須行坐端嚴性情和樂常處靜室多誦美言令人講讀詩書陳說禮樂觀弄珠玉按習絲竹耳不入其非言目不觀其惡事如此則男女生而福壽自厚忠孝自全若彰此儀則男女或多佷劣及壽

不長斯聖人胎教之道爲人父母可不行乎

類聚卷二百二十一婦人门
十六葉二至三

妊娠安胎方

療妊娠三四箇月腹痛時時下血方

續斷八分 艾葉熬六分 當歸六分 竹茹四分 乾地黄六分 阿膠四分 成湯 雞蘇四分

右以水壹升煎取六合去滓空心服再腹
痛隔日再服

療妊娠六七箇月忽胎動下血腹痛不可忍

方

芎藭八分 桑寄生四分 當歸十二分

右以水一升煎取八合下清酒半升煎取九合分作三分溫服如人行五六里再服

療妊娠下血時時漏血盡子死方

生地黃汁三合 清酒三合

右相和煎三四沸分溫兩服

療妊娠下血不止血盡子死若因房室下血名傷胞同此療方生乾地黃壹味爲末酒

服方寸匕日三服夜一服即愈又方生地黃六兩得若腹內冷加乾薑等分依前服案此據類聚卷二百二十二葉二十八千金方下引

療妊娠心頭妨滿兩脇脹不下食方

檳榔三枚人參四分柴胡五分枳殼四分炙肉豆蔻二分生薑二分桑寄生四分

右以水二升煎取六合分溫三服

療妊娠傷寒頭痛壯熱肢節煩痛方

前胡六分石膏十二分大青四分子芩五分知母四分

山梔四分 葱白十莖 甘竹茹三分

右以水二升煎取八合食後分溫三服

療姙娠胎動腰痛及下血安胎方

當歸 芎藭四分 葱白貳七莖 艾葉貳分 茅根六分

鹿角膠六分炙 雨湯下

右以水二升煎取八合空服熱喫三服

療姙娠嘔吐不能食兼口痰水方

生蘆根十分 橘皮四分 生薑六分 青竹茹四分 前胡四分

大腹貳分 檳榔貳分

右以水二升煎取七合空心熱服

療姙娠脇滿腹脹心光痰見飰即吐漸加羸瘦方

赤茯苓六分 前胡四分 半夏四分 生薑五分 白术壹分

麥門冬壹分去心 大腹五枚 檳榔五枚 紫蘇莖葉四分

右以水二升煎取八合空心分為三分温服

療姙娠恒若煩悶此是子煩宜服此方

麥門冬拾二分 伏苓八分 防風六分 知母六分 竹瀝

三合湯用

右以水二升煎取七合下竹瀝食後分為

二服

療妊娠胎月動不安煩悶方

當歸四分芎藭叁分阿膠叁分口末入湯蔥白二七莖致

八合桑寄生四分

右以水煎空心服如前

妊娠食忌方

雀肉令子多婬　鯉魚及鷄子令子多瘡

雀肉豆醬令子多野 類聚卷二百二十七婦人門二十二葉四十五

食鷄肉與糯米共食令子生白蟲　食羊肝令子多厄　食鴨子令子倒生　食兎肉犬肉令子缺脣無音聲 宋本産寶卷上葉三補

益氣滑胎令子易產方

療姙娠宜服此潤胎益氣令子易產訶子丸方

訶子皮二分　赤伏苓五分　芍藥四分　厚朴炙三分　大黃蒸五分　芎二分　檳榔八分　茱萸四分

右擣篩為散煉蜜為丸如梧桐子大空心
酒下十九至二十九自七八箇月服至分
解

妊娠惡葅嘔吐不食方

夫葅病之候心中憒憒頭悶眼眩四肢沉重
懈惰惡聞食氣好喫酸鹹菓實多卧少起三
月四月皆多嘔吐百節不得自舉者療之方

人參八分 厚朴炙六分 伏苓十二分 葛根八分 白朮十二分 橘皮六分 生薑十分切

右以水七升煮二合分溫三服忌桃李醋

等

療妊娠三四月嘔吐不食惡聞食氣方

橘皮仁二　青竹茹貳兩　生薑三兩　茯苓三兩　白朮二兩

右以水六升煮取二升分溫三服忌食丸

煎

療妊娠蕴病心中潰悶見食嘔吐憎聞食臭

肢節煩疼身体沈重多卧嗜睡黃瘦方

人參　橘皮各八分　麥门冬去心二十分　茯苓二十

分 生薑拾貳分 甘草八分 大棗拾枚 二

右以水五升煮取二升分溫三服忌菘菜

酢等

凡妊娠惡食者以所思食任意食之必愈

妊娠胎動不安不常處方

夫安胎有其二法因母病以動胎但療母疾其胎自安緣胎有不堅固致動以病母但療胎則母差其理甚效不可違也胎不動不知可否者但看母脣口青者兒死母活口中青

婦人大全良方胎動不安云産
寶云婦人妊娠常胎動不安
者由衝任經虛胞門子戶受
胎不實故也並有飲酒房室
數果
過度有所損動不安者卷二
百二十四
葉七十一

沫出子母俱死口舌赤青沫出者母死子活
也
療胎數落而不結實或冷或熱方
黃耆二兩 茱萸一兩 甘草三兩 芎藭二兩 人參 白
朮 乾地黃各三兩
右擣篩為散空腹酒調兩錢匕忌如前
療胎動不安方取好銀煮取水著葱白作羹
食之佳
療胎動下血心腹絞痛兒在腹死活未分服

永類鈐方胎動不安產寶云
治妊娠無故胎動不安腹内絞痛
煩悶
當歸 桑寄生各四兩 川芎八分 豉
八合 阿膠貳分炙 葱白拾四莖
右水二升煮取八合下膠煎化温
分二服千金方無豉用銀煎
類聚卷二百二十七
葉二

此湯死即下活即安
當歸三兩 芎藭六兩
右以水四升酒三升煮取三升分為三服
效
治妊娠二三月上至七八月胎動不 七八 千金方
安腰痛已有所見方 據千金方輯
芎藭 當歸各四兩 艾葉二兩 甘草一兩 阿膠二兩
炙
右以水煮取二升分温三服 據千金方輯 在類聚二百

胎産救急方云産寶方安寄生
葱豉湯治胎動絞痛煩悶
桑寄生　川當歸　川芎
各壹兩　阿膠炒半兩
右剉葱白十四莖豉八合
分八服煎無寒熱不用
頭
類聚卷二百二十四婦人
門十九葉二十六

二十二葉二十
四至二十五

療妊娠搶心下血不止腰腹痛不可忍方

上銀壹斤水壹斗半煎取七升　芎藭　當歸各四兩　生地黄五兩　阿膠叁兩

右以前銀水煮水取二升分溫三服

療妊娠無故胎動不安腹內絞痛方

葱白切壹升　阿膠叁兩　當歸　芎藭各四兩　桑寄生貳兩

煎銀水七升以煎前藥取二升半分二服

按茯苓未有分兩

婦人大全良方胎動不安方云產寶方治胎動安胎鐵罩散
白藥子兩乙 白芷兩半
右為細末每服二錢煎紫蘇湯調下或胎熱心煩悶入砂糖少許煎
熱聚卷二百二十四
十七葉

療姙娠五六月胎猶不安不常處方

白朮叁兩 旋覆花壹兩 厚朴貳兩 黃芩貳兩 芍藥貳兩 炙令黃 生薑 枳殼各貳兩 茯苓

右以水七升煮取二升半食後分五服

療胎動不安方

熟艾二兩 蔥白壹斤切 阿膠貳兩炙

右以水四升煮取一升半分二服

又方 芎藭二兩 蔥白壹升

以水七升煮取二升半分為三服

療妊娠冷熱腹內不調致胎不安方

當歸　乾薑各叁兩　芎藭四兩　艾葉二兩

右以水四升煮取二升分為四服不過兩劑差

療妊娠僅八九箇月或胎動不安因用力勞乏心腹痛而目青冷汗出氣息欲絶由勞動驚胎所致也方

鈎藤二兩　伏神　人參　當歸各二兩　桔梗叁兩

寄生壹兩

右以水五升煎取二升分為三服忌猪肉菘菜若煩熱加石膏五兩隨月加桂心二兩

療姙娠因夫所動困絶方右取竹瀝飲壹升立愈（証類卷十三葉十同）

療姙娠被驚惱胎向下不安小腹痛連腰下血方

當歸　芎藭各捌分　阿膠炙六分　人參六分　艾葉四分　茯苓十分　大棗拾二分

產教急方治產一宗方芎歸白湯治動胎衝心煩燥悶兼治横生倒產上衝下築口青黑手足厥冷證候急皆治之
川芎　川当帰　人參各半兩
阿膠炒一兩　甘草二兩
右剉每服三錢水一升葱白寸搓煎服　熱學叢二百二十四葉三十七

右以水四升煮取二升爲三服
療陸胎忽因倒地忽奔動擊重從積腹中不
安及子死腹中方
芎藭壹兩
右擣爲末服寸匕須臾三服即出
療胎動衝心煩悶欲死安胎止痛方
甘草二兩炙　當歸　芎藭各二兩　人參　阿膠
各二兩炙　葱白切壹斤
右以水七升煮取二升分爲三服

胎產救急方滑胎之立生寶方川芎黃耆湯治傷胎腹痛下黃汁
川芎　黃耆等
右剉每五錢秫米炒壹合水煎服　彭案卷二百二十四葉四十

療姙娠忽黃汁下忽如膠又如小豆汁方
糯米壹升　黃耆五兩
右以水七升煎取二升分爲四服
療姙娠胎動欲落肚痛不可忍方
茅根去黑皮切二升　上銀壹斤
右以水九升煎銀汁取二升入清酒壹升
煎茅根取二升分爲三服立安
療姙娠腹內冷痛忽胎動方
薤白切壹升　當歸四兩

右以水五升煮取二升作三服

妊娠漏胞下血等方

療漏胞下血不止胞乾即死

宜急理之方

生地黃汁壹升 酒五合

右二味合煎三五沸分三服頻喫差

療妊娠下血不止血盡子死若因房室下血

名傷胞同此療方生乾地黃壹味爲末酒

服方寸匕日三服夜一服即愈

又方

生地黃汁得若腹內冷加乾薑等分依前

服 攝類聚卷二百二十二葉二十八千金方下引

療姙娠無故卒下血不止方阿膠炙二兩酒清

壹升半煎取壹升作壹服之差

又方生地黃八兩擣了以酒浸之絞過去滓分

為二服以止為度

療姙娠下血不止胎上衝心四肢冷悶絕欲

死方

胎產救急方漏胎云產寶方
只用膠艾等分入葱白水煎
類聚卷二百二十四
葉三十九

青竹茹拳大壹枚 艾葉貳兩 阿膠壹兩炙 白蜜

右以水六升煎取二升內蜜更煎壹兩沸

爲分二服差

療妊娠下血如月信來若胞乾非但損子

亦傷其母方 證類云妊娠下血如月信 通恐胎漏方

乾地黃五兩 乾薑五兩 證類作用酒調方寸匕日三服

右以爲散酒服三錢匕日夜三四服 攝類 聖惠卷

二百二十二葉二十八至

二十九 千金方下引

妊娠忽心腹痛腰痛方

療姙娠二月三月腹腰痛有所不安方

當歸貳兩 阿膠炙 甘草各貳兩 葱白壹斤切

右以水七升煎取二升作三服忌如前

治姙娠四五月忽心腹絞痛大紅棗十四枚

燒令焦 婦人大全良方 燒存性

為末以童子小便調下 撮要 類聚卷二百二十二葉三十一婦

人大全良方 輯

療姙娠心腹痛不可忍方 證類同 鹽壹斤燒令赤以三 證類以

指 婦人大全良方 兩指取一撮酒調服即差 同上葉三十一

一斤鹽燒令赤以三指取一撮酒服差 證類の方

六

療妊娠遍身或衝心欲死不能食飲甚效方

白朮五兩　黃芩二兩　芍藥四兩炙令黃

右以水六升煮取二升半為三服渌服間

有水紅此痛急易產

療妊娠卒心痛氣欲絕方

芎藭　當歸　茯苓　厚朴各三兩炙

右以水六升煎取二升分為兩服立愈忌

如前據類聚卷二百二十七葉四永類鈐方六引此

療妊娠腰背痛反覆不得行如折方鹿角一枚

長五六寸燒之令赤酒中淬之冷又燒淬

以角碎爲度取酒飲之作散調服亦得

療有所觸動以致腰痛及背痛方

杜仲 五茄皮 當歸各叁兩 芍藥三兩炙 芎

藭 人參 萆薢各三兩

右良方此下有細剉以水七升煮取二升半分爲

三服

療婦人先患冷氣忽衝心腹刺痛如刀刺方

芎藭 人參 茯苓 桔梗各二兩 吳茱萸

當歸兩各三 厚朴炙一兩 芍藥炙一兩

右以水九升煮取三升分為三服氣下即

差

療妊娠患腹痛無胎動方

葱白切一升 人參 厚朴 阿膠 芎藭各二

兩 當歸婦人大全良方三兩

右以水七升煮取二升作三服良方又云一方有甘

草無厚朴川芎

療妊娠疾痛不可忍方

治姙娠卒腰痛方 以鹿角截五寸燒令爛赤内酒一大升中浸之冷又燒赤又浸如此數過細研空心以酒調鹿角末方寸匕服 証類卷十七葉八

杏仁原不載分量

五茄皮三兩 杜仲四兩 阿膠 狗脊 防風

芎藭 細辛 芍藥各二兩 萆薢三兩 杏仁

右以水九升煮取二升去滓内膠爲三度

服

療姙娠二三月腰痛不可忍痛方

續斷 杜仲 芎藭 獨活各三兩 狗脊

五茄皮 萆薢 芍藥 署蕷 訶

子已上六味各八分

右搗爲散蜜丸空腹酒下四十九日再服

妊娠傷寒熱病防損胎方

非節之氣傷寒妊娠婦熱毒之氣侵損胞胎

遂有墮胎漏血俱害子母之命

療妊娠傷寒骨節疼痛壯熱若不急理即胎

落方

葱白　前胡　葛根　知母　石膏各壹分

大青　梔子　升麻拾二分

右以水七升煎取二升半作三服

療妊娠壯熱頭痛嘔吐不下食心煩熱方

青竹茹 葛根 知母各三兩 蘆根汁壹 生麥門冬四兩去心

右以水七升煎取三升分為三服

療姙娠時氣頭痛腰氣強壯熱方

升麻 大青 前胡 黄芩 山梔子各二兩 葛根三兩 石膏八分

右以水五升煎取二升半分為三服

療姙娠六七月傷寒熱入腹大小便秘塞不通蒸熱方

大黃貳十分 知母 黃芩 伏苓 生薑八分

石膏貳十分 梔子仁十枚碎 前胡八分

右以水八升煮取二升半下大黃二兩沸

分為三服

療姙娠傷寒苦熱不止身上斑出忽赤忽黑

小便如血欲絕胎欲落（壓熱方氣 名胎欲落方）

梔子人四兩 升麻四兩 大青貳兩 石膏八兩碎 葱白

切一升 黃芩 生地黃貳十分

右以水九升煮取三升分為三服忌熱物

痢當是之痢之誤

療妊娠患淋小便澀不利小腹水道熱痛方

冬葵子壹升 芍藥二兩 黃芩叁兩 茯苓叁兩 車前子叁兩

右以水七升煮取二升分溫三服差

又方車前五兩 葵根一升

右以水五升煮取壹升半分為二服空溫服

妊娠下痢黃水赤白方

妊娠下痢皆因誤食生冷肥膩冷即色白熱

黃赤氣不和赤白相兼攪刺疼痛腸胃不調
之所致也
治妊娠患膿血赤滯魚腦白滯臍腹絞痛不
可忍者方
薤白切壹升 酸石榴皮 黃蘗連各叁兩○千金方作黃蘗
阿膠三兩炙○千金貳兩 地榆三兩○千金四兩
右五味以水七升煮取二升半分三
服不瘥更作忌生冷肥膩千金方無忌生冷肥膩五字
輯卷二百二十二葉四十七千金方 後引○人○要末千金方在二十卷第廿七葉下

療任娠痢白膿腹内冷方

乾薑四兩 赤石脂六兩 粳米一升熬令黄

右以水七升煮取二升分為三服忌如前

療妊娠腹痛下痢不止方

黄連 石榴皮 當歸各叁兩 阿膠二兩炙 艾葉一兩半

右以水六升煮取二升分為二服忌如前

療妊娠下痢腹内痛膿不止方

黄連八分 厚朴六分炙 阿膠六分炙 艾葉五分 當

歸六分 黄蘗四分 乾薑五分

右擣篩爲散空腹以飲服壹匙日三服

療姙娠臍下刺痛大便白晝夜三五十行方

根黄厚者塗白蜜炙令燋方用 大蒜炮令爛熟去皮研用

右以大蒜研爲膏用丸根黄末丸如梧桐子大空心空肚粥飲下三十丸日三兩服

極妙

療姙娠痢黄水不絶方

荳蔻五枚和皮用 厚朴三兩炙 黄連二兩

婦人大全良方藏字上有夫妊娠腫滿由六字 二百卅五 葉三十

右以水二升煮取壹升頓服忌如前

療妊娠忽被驚奔走急墮胎下血不止兼痛

方

乾地黄四兩 黄當貳兩 阿膠炙貳兩 艾葉貳兩 芎藭

三兩

右以水七升煎至二升半分為三服腹痛

更加杜仲五茄皮二味各三兩

妊娠水氣身腫腹内脹滿小便少方

藏氣本弱因産重虛土不尅水血化散入四

脈遂致腹脹手足面目並皆浮腫小便秘澁宋刊本及良方无

療姙娠身体腫有水氣心腹脹滿小便少方婦人良方无

茯苓四兩　檳榔三兩　白术四兩　旋覆花壹兩　杏仁三兩去尖　郁李仁壹兩

右以水六升煎取二升分温作二服小便通即差外臺秘要二百二十五葉三十二引婦人良方又二百二十七葉四十引永新錄方文各有不同

療姙娠脈皮肉拘急及腫方

桑白皮切叁升　檳陸根拾兩　赤小豆叁升

右以水壹斗二升煎取二味取七升下小

豆更煮令熟先食豆候渴即飲其汁小便

利即差

療姙娠遍身洪腫不能食方

葶藶子拾分 白朮貳十分 茯苓 桑白皮各十二分

郁李仁八分

右以水六升煎取二升分作二服小便利

即差

又方

澤瀉 葶藶子各叁兩 白朮六兩 枳殼炙一兩 茯

苓

右八味以水六升煮取二升分為三服小便利

即差自姙娠安胎方訖此出類聚卷二百二十二婦人門十七葉五十二至七

四十六

姙娠子煩

夫姙娠而子煩者是肺臟虛而熱乘於心則令心煩也停痰積飲在心胸之間或衝於心亦令煩也若熱而煩者但熱而已若有痰飲而煩者嘔吐涎沫惡聞食氣煩躁不安也大

然

抵姙娠之人既停疾積飲又虚熱相搏氣鬱不舒或煩燥或嘔吐涎沫劇則胎動不安均謂之子煩也據婦人大全良方引類聚卷二百二十二婦人門二十葉四

生產雖爲觸穢排比切要清虛要在先看產圖次檢日遊所在癸巳日入人家房堂已酉日出然後安排產婦備辦湯藥不得令人力雜亂大小倉忙驚動產婦秖可令親屬壹兩人及看坐產婦人等承接產婦腹痛雖甚且須令凭物徐行

直待兒逼產門方始令坐勿令產婦坐早坐早則子在腹中難於轉動遂有横生倒產不測之憂若母子才獲分解且不得問是男是女須速與產母童子小便壹盞令飲不得與酒緣酒引血并入四肢兼產母藏腑方虛熱酒入在腹中必致惛悶又不得與醋墨服之雖卬破氣而又聚血傷肺因成咳嗽皆此由也若產婦分解之後若有諸病不論巨細並有方藥醫療不得信任群小妄投藥餌

凡婦人生產畢且令飲童子小便了不得便
臥且須臾方可仰臥立膝高椅床頭厚鋪茵
褥遮攔四壁使無孔隙免其賊風兼時時令
人從心上擀至臍下如此三日可止宜日食
白粥壹味時飲童子小便一盞七日後方可
少進醇酒并些些鹽味半月之後漸食煮肉
少許三月之後方可食麵仍不得思慮恚恐
有傷亂待敗血盡腑藏自然安胎在一百日
內慎勿喜怒及用力高聲工巧之勞房慾之

了

事不得情身体和適取次為之脫有觸傷便
雖整理又不得用冷水洗濯又不得輒食菓
實又不得夜後獨行緣以心虛恐有驚悸切
在慎之所有血衣洗不可於日月下曬曝免
被邪□侵傷又不得灑出恐血氣攻下又不
得刷舌刷齒刷舌傷心及就下低頭皆成血
逆此雖産家慎謹之常法也斯所具載蓋備
闕如者尒 類聚卷二百二十七婦人门 二十二葉五十四至五十五

妊娠千金合易產方論第廿五 見古逆

夫婦人將產至重者胞衣也凡胞衣不出者
世謂之息胞由產時用力過度已產而體以
疲頓不能更用氣經停之間而外冷氣乘之
則血澁逆否故令胞久不出殄須急與藥救
理不亦妨於兒所害兒者胞系連兒臍胞不
出則不得斷臍浴洗冷氣傷兒則成病也
舊方胞衣不損兒者依法截臍而以物繫其
帶一頭所有產時看坐人不用意慎護而牽
拋胞系斷其胞上掩心而夭心命也凡欲產

時必先脫常所著衣裳以籠竈神驗

胎衣不出方取竈下土一大寸研碎用驗醋調令相得内於臍中續取生甘草湯三四合服即出

又方槐子拾四枚 蒲黄壹合 以酒煎溫服須臾未効更壹服

又方生地黄汁五合 生薑汁半大合

右煎三五沸頓服之

又方燒鐵杵并錢令赤内酒中飲之

右煎三四沸頓服之

又方 此方見千金翼第八卷

槐子槐枝切壹升最好 蘡薁捌分 牛膝捌分 通草拾貳分

白榆切壹大升 冬麻仁壹大升研

右水伍升煎貳大升去滓下麻仁分三服

以上據宋本產寶卷上葉十五至十六

小品預服散令易產母無疾病未生壹月已

前預服過三十日行步不覺兒生

甘草八分 黄芩二分 大豆黄二分熬 粳米壹合 乾薑

二分 桂心二分 吳茱萸二分 冬麻人二分搗別泥

右八味擣篩為散，空心煖酒調方寸匕，忌

生冷肥膩。四字據宋本產寶補 類聚卷二百二十二婦人門十七葉二十三

令易產方：猪脂二合 白蜜壹匙 酒八合 右相和煎十

沸，分為三服。類聚卷二百二十八婦人門二十三葉六十三

易產方

飛生鳥一隻 槐子十四枚 故箭羽十四片燒

右擣篩為散，蜜丸如梧桐子許，覺痛服三十

丸，未產須臾再服。

經效方

槐子槐枝切升最好一瞿麥六分牛膝八分通草十貳分

白楡切壹大升火麻人壹大升研成湯下

右以水五升煎取二大升去滓內麻人分

溫二三服類聚卷二百二十九婦人門二十四葉七十九至八十

小品預服散令易產母無疾病未生壹月已

前預服過三十日行步不覺兒生

甘草八分黃芩二分大豆黃二分熬粳米壹合乾薑

二分桂心二分吳茱萸二分冬麻人二分搗如泥

此方與前重複

右八味擣篩爲散，空心煖酒調方寸匕。急

生冷肥膩。四字據宋本産寶補 類聚卷二百二十二婦人門十七葉二十三

易產方

飛生鳥一隻 槐子十四枚 故箭羽十四片，燒

右擣篩爲散，蜜丸梧桐子許，覺痛服二十

丸，未産須臾再服。

療難産方

令易産方

白榆皮十四分 通草十二分 葵子二合 滑石 節佳

麥各八分

右以水二升煎取八合分温三服

又方羚羊角一枚燒刮取末以酒調方寸匕服證類本草卷十七葉二十千金翼方六又相五

又方滑石八分葵子一合榆皮十二分牛膝六分

右以水壹升八合煎取六合再服

又方含醋噀面悶即噀之

又方吞槐子七枚即出

又方帶水馬壹枚立出

又方吞雞子白二枚即產

亦服即出服字疑衍文

又方兩手各把壹石鷰立出
又方兔皮和毛燒灰
右以酒調兩錢匕服即産并衣不下者服
之服亦即出
又方大麻根莖
右以水壹升煎取半升頓服立産并衣不
下立出
又方弓弩絃燒灰為末酒調方寸匕
又方銅弩牙燒令赤投於醋三合内良久頓

服

又方酸漿皮和水少許頓服立差 二字似疑起補 疑疑差五葉廿

又方麝香壹錢重研和水服

難產死生方

療胎死腹中不出母氣欲絶方水銀二兩頓

呑之兒立出

療產經數日不出或子死腹中母氣欲絶方

瞿麥六兩 通草叁兩 牛膝四兩 榆皮壹升 桂心三兩

右以水九升煎取三升為三服

療子死腹中不出方伏龍肝三錢末

右以酒調服之 土當兒頭上戴出

又方朱砂壹兩

右以水煮數沸服之然後取和酒服之立出

⊙按宋本產寶卷下有又方水銀貳兩右水煮二三十沸服之立產

滑胎易產方

白蜜 苦酒 猪脂各壹升

右和煎三四沸臨腹痛時以熱酒服三四錢匕五六服即出

又方取夫單衣覆井口即出

又方以弓弩絃縛心下立出。類聚卷二百二十八婦人門二 記類十一葉の十七同

十三葉七十四至七十八

療產橫倒不出者本書令夫唾婦口中二七過

立出千金方同 上葉六十四 同

難產令易產方

夫產難者內宜藥外宜以法蓋出多門救療以取其安

療產難方生草數日困乏不能生此爲母先

拘宋本作
俱旨從

有療經絡拘閉所然

赤小豆二升 膠三升

右以水九升煎令熱去豆內膠洋令清服

之須臾更壹服◎按此方又見卷上葉六十五

又方令夫從外含水吐着產婦口中即出

療難產疑胎在腹已死方

當歸四分 芎藭六分

右以水六升煎取二升為二服便安胎已

死即下酒煎亦得神驗

療産困乏腹痛有所見兒及衣不出方

蒺藜子 四兩 貝母 四兩

右為散酒調服一匙再服以出為度熱水

下藥亦得

療難産方 鷰一隻燒末以水服之産

又方 鼈甲燒末服方寸匕立出

療落胎腹痛方

桂心 四分 芍藥 當歸 牛膝 蘧麥 各五分

芎藭 四分

右以水壹升七合煎取八合空腹溫服同上

葉七十八至八十⊙按數栗此下接療姙娠經五六月胎死腹中或胞衣不出方今

攈宋本產寶入胎死胞衣不出方

胎死胞衣不出方案原無此題今攈宋本產寶補

療姙娠經五六月胎死腹中或胞衣不出方

生地黃五兩 牛膝八分 桂心 芎藭 大黃各六分 朴消八分 蒲黃五分湯下

右以水二升煎取八合空腹分為二服

療子死腹中不出方

雄鷄糞十一枚

右以水二升煎取五合下米作粥食胎即出

療姙娠經六七月子死腹中不出方

黑豆三合

右以醋一升煎取八合分為三服空腹

療子死腹中母悶絕方

水銀十二分

右拗口開灌之如口不開於鼻中灌下亦

得子立出 同上八十葉

又方

赤小豆

右生吞七枚出若是女即二七枚出 據宋本産寶卷上葉二十一補 證類廿四葉不同

經効理胞衣不出令爛方 竈突土三指撮和

煖水服之

又方

牛膝 瞿麥各兩肆 滑石研捌分 當歸貳兩 通草

治胞衣不出取竈下土一寸研碎用好醋調令相得內於臍中續服甘草湯三四合服之出 證類卷五葉四

陸兩葵子壹升

右水伍升煎取貳升分三服溫服據宋本產寶卷上葉二十一補按宋本原書此方原在上方上方作又方

崔氏療胞衣不出方

大豆壹升右以苦酒五升煮取三升分爲三服

又方吞鷄子三二枚解髮刺喉口令嘔若困極即以水煮螻蛄壹枚三四沸瀉入口中汁下即出

又方大麦

右等分相和煮取濃汁飲之即出

又方赤朱壹两右研为粉以苦酒和服即出

又方皂角取少許末安著鼻中壹两度自出

療胞衣久不出腹滿即煞人服此方即瘥

桂心　牛膝各叁两　滑石贰两　通草　當歸各叁两

葵子壹升　蘧麥四两

右以水九升煎取三升分為三服甚効

又方蘧麥四两　桂叁两　牛膝五两　葵子壹升　通草叁两

右以水三升煎取壹升半分為三服

又方取洗兒水飲之即出

又方

真珠壹兩

右研細苦酒調服之据宋本產寶卷上第二十三補

療半產胞衣不出方牛膝八兩葵子二升右

以水七升煮取二升分為叁服須臾即出

療衣半出半不出或子死腹中著脊不下數

日不產血氣上衝口方

秤

牛膝六兩　地黃汁八合　葵子壹升　榆白皮四兩

右以水九升煎取叁升分為三服即下　類聚

卷二百二十九婦人門二十

四葉八十至八十二

治胞衣不下方

燒鐵槌鎚淬酒溫服　燒斧頭立效　肘產救急

方同引　同　證類云治胞衣不出燒鐵杵鐵錢

上葉九十　全書投酒飲之　卷四回葉三十三

竹瀝原不載分兩

產寶卷二

療產後心驚中風方

產後心悶氣絕，張眼口禁，通身强直，腰背反偃，狀如癇疾，心忪驚悸，言語錯亂，皆是宿有風毒，因產心氣虛弱，風因產發，變為風痓方：

防風八分　秦膠六分　茯苓八分　人參六分　當歸八分　獨活六分　漢防己八分　芎藭六分　白蘚皮六分　麻黃八分去節　石膏十二分　甘草炙六分　白薇六分　竹瀝

右以水七升，先煮麻黃，掠去沫，內諸藥入

竹瀝取二升半去滓作三服忌如前

療產後狂語志氣不定精神昏亂此皆心氣
虛邪風所致方

茯苓十二分 甘草八分炙 遠志拾分 白薇十分 龍齒
十分 人參八分 乾地黃拾二分 防風八分 獨活八分

右以水銀壹大斤水壹斗五升煎取七升
下諸藥煎取三升分溫三服忌如前

療產後心虛忪悸不定妄語謬誤精神恍惚
不主當由心虛所致方

人參八分 遠志十分 茯苓十分 甘草炙捌分 芍藥八分

桂心六分 當歸八分 麥門冬十二分去心 大棗十二

生薑八分

右以水八升煎取三升去滓分溫三服

療產後心氣虛損卒驚狂語或歌哭嗔笑性

氣不定方

上銀壹斤以水捌升煮取壹升半 桂心六分 甘草六分 人參

生薑 遠志各捌分 生地黃二拾分 龍骨拾分 細

辛四分 伏神捌分 大棗壹箇

右以銀水煮取二升分溫三服

療產後多虛羸瘦若大汗大痢皆至於死

此重虛故若患中風語謬誤惛悶不知人者方

人參 茯苓 羌活 桂心 大棗各拾二分

遠志拾分 竹瀝壹升半

右以水六升煮取三升下竹瀝更煎取二

升分三服

療產後身忽痙口噤面青手腳強急及張

方

竹瀝二升飲之佳

療產後惡寒壯熱日夜三五度發妄語口中瘀生時時乾嘔困乏欲絶死方

上銀壹斤以水壹斗五升煎取七升 竹瀝二升半 人參六分 伏神八分 白歛十分 玄參十二分 獨活六分 葛根六分 白鮮皮六分 防風六分 遠志六分 青竹茹六分

右以銀水竹瀝煎取三升分溫三服忌魚酒麪

產後餘血奔心煩悶方

餘血奔心蓋是分解了不便與童子小便并澼心不及臥太疾並食不相宜之物所致但能依此方療之無不瘥可

療產後心中虛熱煩悶氣欲絕方

生麥門冬拾二分 甘草五分 大棗拾二分 生薑捌分 茯苓拾二分 竹瀝壹升 人參六分 若逆用粳米若食少加五分

右以水六升煎取三升下竹瀝二升為三服

療產後餘血不盡奔上衝心煩悶腹痛方

生乾地黄　芎藭各三兩　芍藥　枳殼各二兩炙

右擣為散酒服方寸匕日二服

又方

生藕研汁

右飲貳升甚效

又方

酒清壹升　生地黄汁壹升

右相和煎一沸分為兩服　右二方據產寶卷中葉四補

療產後腹内血塊痛不止方

芎藭 當歸 乾薑各二兩 芍藥二兩

右擣為散酒服方寸匕日三服

療產後下血不盡腹内堅痛不忍方

當歸 芍藥 桂心各叁兩 桃仁一百二拾枚

右以水六升煮取二升分為二服未差加

大黃三兩

療產後血結下不盡心腹絞痛不止方

芎藭捌分 大黃拾分別浸 芍藥八分 黃芩六分 桂心八分

甘草炙六分 當歸拾分 乾地黃拾分 桃仁四拾九枚

右以水七升煮取二升半下大黃煎三

沸分為三服

療產後先患冷氣因產後發腹痛方

芎藭 當歸 桂心 茱萸 茯苓 芍

藥六分 甘草六分 桃仁拾分去尖

右以水七升煮取二升為三服

療產後心腹切痛不能食乏氣忽熱忽寒方

當歸 芎藭 黃芩 人參 甘草 芍

藥 防風 生薑各二分 桃仁八拾枚

右以水七升煮取二升内大黄更煎三沸

爲三服

産後血不盡腹中陳痛無計方

青木香六分 當歸六分 牛膝 芎藭 黄芩各半分

芍藥拾二分 大黄拾二分 浸芒硝拾二分

右以水七升煎取二升内大黄更煎三沸

作三服

療産後血不止虚羸迨死方

蒲黃散二兩

以水二升煎取八合頓服

療產後血泄不止無禁度方　乾地黃末以酒調吞匙頭須臾三四服

療產後餘血攻心或下血不止心悶面青身冷氣欲絕方　新羊血吞一盞頓服　如不定更服之立效

療氣血痛欲死方

槐鷄半兩

右擣爲末以酒漬煎頓服立效

療產後餘血作疼痛兼塊者方

桂心　薑黃等分

右擣爲散酒服方寸匕血下盡差

產後渴不止方

療產後渴不止飲水小便數多方

土瓜根　栝蔞根　人參　甘草　牡蠣

粳米二兩　大棗拾二枚

右以水九升煮取二升分溫三服

療產後大渴不止方

蘆根切一升 栝樓三兩 人參 甘草 茯苓各三

兩 大棗貳拾枚 生麥門冬四兩

右以水九升煮取三升為三服頻服四劑

即差忌菘菜

產後淋病諸方

產後患淋因虛損後有熱氣客於胞中內虛

則起數熱即小便澁痛故謂之淋又有因產

損血氣血氣虛則挾熱熱搏於血即流滲於

南為雨之誤

胞中故血隨小便出為血淋者九南之淋也

療產後淋病小便澀痛或血淋者方

瞿麥 黃芩 冬葵子各三兩 通草三兩 大棗拾二枚

右以水七升煎取二升半分為二服

療產後血淋方

車前子 瞿麥各四兩 黃芩分兩原闕宋本產寶作芩二兩

鬱金末壹兩鹹湯

右以水六升煮取二升內鬱金末分為二

服

廣濟療產後卒患淋小便澀痛及血淋方

冬葵子（叁合） 石葦（二兩炙了拭去毛） 通草（叁兩） 子芩（叁兩）

滑石（二兩） 茯苓（叁兩）

右以水二大升煎取壹大升下滑石空腹

服

又療（用本產寶 備急集驗）產後淋小便痛及血淋方

黃芩（五兩） 瞿麥（貳兩） 鯉魚齒（一百枚） 通草（叁兩） 車前子（貳兩） 冬葵子（貳兩合）

右以水二升煎取壹升入鹽末空腹為二

服

治產後卒淋氣淋血淋石淋方 千金方名石韋湯

石韋 黃芩 通草 叁兩 甘草 叁兩 千金方各貳兩

榆皮 五合○千金方五兩 大棗 叁拾枚 葵子 叁兩○千金方二升

芍藥 千金方白朮 生薑 各三兩 千金方有大棗叁拾枚生薑三兩

右九味㕮咀以水二升煎取壹升空腹 千金

方以水八煮取壹升半分三服 集驗無甘草生薑崔氏同按宋本產寶此

方據集驗 此方據 類聚卷二百三十一

婦人門卅三葉四十至四十一補 入○今安本

千金左卷三葉三十九下

經效療產後血淋熱淋方

貝齒貳枚燒為末 葵子貳兩 石膏五兩 滑石叁兩末

右以水二升煎取壹升下兩般末空腹二

服出方據同上葉四十補入

產後本虛患痢更加羸弱飲食不進便痢無

恒赤白不定蓋因飲食傷於生冷所致也

療產後虛羸下痢膿血腹痛方

黃連 甘草 芍藥 乾薑 當歸 人

參各八分　擷　熟艾五分

右八味水七升煮取二升分為三服忌猪鹿

肉

療產後痢不禁止困乏氣欲絕無問赤白水

穀方

黃連　厚朴各三兩　芍藥　黃蘗各二兩

右以水六升煮取二升分為二服

療產後痢赤白心腹絞痛亂困方

地榆　石留皮　黃連各三兩

當歸貳兩 薤白切壹升

右以水七升煮取二升半分為三服

産後腰痛羸瘦補玉門不閉方

療産後少氣無力困乏虛煩方

人參拾二分 甘草捌分 桂心捌分 生地黃貳拾分 茯苓八分 芍藥捌分 生麥门冬二拾分

右以水九升煮取三升分溫三服

産後喘息乏氣羸腹內絞痛白汗出方

茯苓 當歸 甘草 芎藭各貳兩 芍藥

乾地黃各二兩　桂心　生薑各二兩

右以水九升煎取三升為三服

療產後或寒或熱其後以瘧瘦損喘急名為

蓐勞方宜用蔥豉粳米羊肉煮粥食之兩

度佳

療產後羸瘦不能食者益顏色長氣力方

黃耆　人參　茯苓　當歸　甘草　芎

藭　五味子　白朮各分　澤蘭葉　橘皮

各六分　訶子　麥門冬各十一分　桂心　乾地黃

拾貳分

右擣為散以蜜丸空腹酒服三十丸日再

服

療產後風虛羸瘦勞損不生肌肉方

黃耆　當歸　芍藥　人參各貳兩　桂心

甘草炙　芎藭各八分　大棗拾枚擘　生薑捌分

右以水七升煮取二升分為三服

療產後虛勞百骨節疼痛頭疼汗不止方

當歸　人參　生薑各貳兩　黃耆叁兩　豉五合　粳

米三合 猪腎一具去切 薤白五合切

右以水一斗五升煮腎取六升下諸藥取

二升分為三服

又方猪腎一具 羊腎一具

右著葱豉作臛如常喫

療產後人虛心腹極痛血氣厥上撩心氣息

乏補益方

黃耆 白术 當歸 甘草炙各二兩 生薑四兩

人參二兩 白羊肉三斤去脂

右以水壹斗九升煮肉取九升下諸藥取
三升分為三服
療産後及傷姙娠後虚勞腹痛方
芎藭各三兩 當歸 芍藥 生薑各四兩
右以水七升煎取二升半為三服
療陰腫下脫肉出玉門閉方 石灰一斤熬令黃色 右
以水壹斗九升浸灰中停灰澄清重煖以
浸玉門斯須平復如故 此方據卷二百三十一葉四十四補
産後中風方

産後中風由産傷動血氣勞損藏腑未平復起早勞動氣虛而風邪乘之虛傷之故中風風邪冷氣客於皮膚經絡但疼痺羸乏不任少氣又若筋脉挾寒則攣急喎僻挾溫則縱緩弱若人諸藏恍惚驚悸隨其所傷腑藏經絡而生病焉深師

張仲文療産後中風寒接遍身冷直口噤不識人方

白术四兩

右以酒三升煎取壹升頓服之効記頻無之効效二字 卷六葉 十四

経效療産後風虚頭痛語言時僻方

乾葛　防風　茯苓　麦门冬各八分　竹葉

黄芩各六分　犀角四分　甘草炙叁兩

右以水二大升煎取七合分為二服

療産後中風心忪悸或志意不定恍惚言語

錯亂方

人參六分　伏神　麦门冬　羚羊角各八分　白

鮮皮　黄芩　甘草炙各四分　石膏十二分　淡竹

華白作桑

[redacted]瀝二大合成湯下

右以水二大升煮取七合下竹瀝分爲二

服

療產後中風身背拘急如束并渴方

芎藭　芍藥　羌活　羚羊角各四兩　四酸棗

仁四兩　防風各五　華白皮各六

右以水四升煮取二升分溫三服

療產後中風四肢拘束筋乏即掣疼不得轉側

如角弓反張方

麻黄八分去節 生薑 桂心各四分 防風六分 芍藥六分 芎藭四分 白术四分 胡竹瀝二合湯下

右以水三升先煎麻黄業原奪黄字 掠去沫下諸藥煎取七合下竹瀝更三沸食後三服服了取微汗為度

療產後中風血氣不散邪氣入藏狂言妄語精神錯亂腰痛骨疼方

麻黄 伏神各八分 防風六分 白鮮皮六分 杏仁

當歸各四兩 桂心四分 芍藥 獨活各五

右以水二升五合煎取九合空腹热喫

療產後中風身体疼痛四肢羸弱不遂羌活湯方

羌活 芍藥 黄耆各六 乾薑 乾地黄

麻黄各八 甘草 桂心各四

右以水二升煎取八合先煎麻黄去沫下諸藥食後服覆衣出汗

療產後中風煩渴方

紅花子五合微熬研碎

右以水壹升煎壹匙頭取七合徐徐呷之。

療産後中風口噤四肢頑痹不任或如角弓

方

羌活　防風各一大兩　大豆一升淨揀炒令皮拆

右以水五升先浸二味經宿大豆乘熱投

酒中攪令勻密封壹口以湯煮瓶良久服

八合覆衣取汗如急速且以豆淋服羌活

防風亦佳

療産後中風腰背強直時時反張名風痓方

證類卷九葉二十四

防風 葛根 芎藭 乾地黃各八分 麻黃去節 甘草 桂心 獨活 漢防己各六分 杏人捌十枚去尖

右以水八升煮麻黃去沫內諸藥取三升為三服

療產後中風口噤潰悶不能言身体痓直方

羌活 防風 秦膠 桂心 甘草 葛根各叁分 生薑捌分 附子炮壹枚 杏仁八拾枚去尖 麻黃十分去節

篤為篤之誤

失當是矢之誤

右以水九升煮麻黄去沫下諸藥取二升

為三服

療產後中風口噤拘急困篤腰背強直時時

反折方

大豆三升 炒令聲絕

右以清酒六升投之煮三四沸去滓飲之

令微醉如汗出差慎勿觸風風成者加雞

失白和豆炒之同喫熟飲竹瀝加

療產後中風口噤不任小大獨活湯方

宋本産寶湯下云主産後中風困篤或背強口噤或但煩熱或頭身皆重或身痒劇者嘔吐直視此皆虛冷中風宜飲此

獨活四兩乾薑三兩甘草二兩生薑三兩

右以水二大升煎取壹大升爲二服 攟卷二百三十一葉三至四補入

小品大豆湯 大豆三升極熬令熟右以銅器盛清酒五升沃之蓋封良久去豆分爲三服服了覆衣取微汗身才潤即愈今産後皆宜服之一劑防風二劑消血 攟卷二百三十一葉二補入

雞糞酒治産後中風及百病并男子中一切風神效方 攟千金方補

烏雞糞三升 大豆叁升

右先炒豆令聲絕熬雞糞令黃以酒壹升

先淋雞糞取汁淋大豆壹服壹升重者凡

四五日服之極妙撮本書三十一葉據卷二百五補入

産後餘血上搶心痛方

夫産後血上搶心痛由産後氣虛挾宿冷冷

搏於血不結不消氣逆上者則血隨上衝擊

而心痛也凡産餘血不尽得令即結与氣相

搏則痛因重遇於寒血結尤甚

集驗大蜜巖湯療產後心痛方

乾地黃　當歸　獨活　吳茱萸　芍藥

乾薑　甘草各叁兩　細辛壹兩

右以水三升煎取壹升空腹分為三服忌

生冷

經效療產後氣虛冷摶於血血氣結滯上衝

心滿脹當歸湯方

當歸　桂心　芍藥　吳茱萸　檳榔仁

橘皮　生薑各二兩　芍藥三兩

右以水三升煮取壹升空腹分兩服

千金治產後内虛寒氣入腹腹中絞痛下赤白痢妄語見鬼羊肉湯方

肥羊肉壹斤去脂 甘草炙 當歸 芍藥各壹兩

右以水六升煮羊肉取二升去肉下藥取壹升爲二服

千金吳茱萸酒療心腹内外痛方

吳茱萸升二

右以酒二大升煎取壹大升空腹分爲二

服

必効療腹中絞刺痛方

羌活貳大兩

右酒二升煮取壹升去滓為二服

千金治産後渴少氣方

麥门冬十貳分　大棗七枚　生薑　甘草　人參

各六分　淡竹葉十貳分　小麥五合　茯苓八分

右以水二升半煮取壹大升去滓分作二

服

產後汗不止方

產後汗不止夫汗出陰虛而得氣加之裏虛表實陽氣獨發於外故汗出為陰虛故令汗出而陰氣虛弱未平復也凡產後皆血氣虛故多汗因遇風邪則變為疾

千金治產後風虛汗出不止小便難四肢微急難以屈伸方

大棗拾二枚　附子　桂心各四分　甘草六分　芍藥捌分　生薑六分

治産後血氣暴虛汗出
淡竹瀝三合微煖服之
須臾再服 証類十三
葉十上

右以水三升煮取七合空腹分為二服忌
猪肉冷水生葱
經効治産後汗不止方
黄耆拾二分 白朮 牡蠣 茯苓 防風
乾地黄 麥門冬各八分 大棗七枚
右以水二升煎取七合空腹分為二服
産後汗不止粳米散方
牡蠣三兩 附子炮壹兩 白粳米粉三升
右為散攪令勻汗出傅之

千金治產後餘疾腹中絞痛不下食瘦之

·當歸 黃耆 芍藥（炙陸分） 乾地黃 白朮（各捌分） 桂心 甘草（各四分） 大棗（拾四枚）

右水貳升煎取八合空心作兩大服忌生葱（據宋本產寶卷中葉十七補入）

產後冷熱痢方

產後冷熱痢由臟腑虛冷熱之氣入於腸胃腸胃虛則痢故多冷元痢與青白為冷黃與赤為熱久不療治令人至死陶隱居療產後

餘疾氣瘀之腹肚妨痛方

澤蘭七分　當歸六分　芍藥六分　生薑　生地黃各十二分　甘草六分　大棗七枚

右以水二升煎取七合空腹二服

千金治產後餘疾腹中絞痛不下食瘀乏方

當歸　黃耆　芍藥各六分　乾地黃　白术各八分　大棗十四枚　桂心　甘草各四兩

右以水二升煎取八合空腹兩服忌生葱

桃李

療產後驟瀉不止婦人大全良方驟血不止續命湯方
白蜜壹匙頭 生薑壹片
右同煎候察色赤投童子小便壹升去薑
更煎三四沸分爲三服頻服
廣濟理產後腹痛氣脹脇下妨不下食兼微
痢方
茯苓 人參 當歸 甘草各六分 生薑
陳橘皮各四兩 厚朴八分炙
右以水二升煮取七合空腹爲二服忌如

婦人大全良方引產寶方療產
後經三臈諸疾退後身虛無力
澤蘭葉炒 細辛 熟乾地黃各五
黃耆 當歸 防風各十八銖 麥门冬
遠志八銖 石膏七銖 藁本 白芷 川
芎 栢子仁 五味子 甘草各四
分 桂心八分 參
右為細末煉蜜元如梧桐子
大空心温酒下三四十元 熱服二
三十六 葉十七
又云療產後虛乏不思飲食四
肢皆倦心腹陣痛補虛治氣
人參 芍藥 桂心 甘草 生
姜各二兩 當歸一兩半 生地黃二兩
右㕮咀每服三錢水兩琖棗弍
枚煎至壹琖去滓温服日三服
同上葉十九

前

產後虛羸諸方

產後虛羸者因產損傷腑藏勞傷血輕者將養滿月即差重者日月雖滿氣猶不調和散患虛羸

廣濟治產後風虛冷氣腹肚不調益悅澤方

澤蘭 桂心 遠志 厚朴炙 石斛 白芷 續斷 防風 乾薑各六分 參 芎藭 白术 栢子人 黃耆各四分 甘草 當歸 五各

治産後下血虚羸迨死
蒲黄二兩水二升煎取八
合頓服深師見卷七葉十九下

分赤石脂六分乾地黄六分人參叁分
右以為散蜜丸空腹酒下五十丸忌如前
千金增减澤蘭丸療産後百病理血補虚勞
方
澤蘭　防风　甘草各七分　附子　白术
白芷　桂心　细辛各四分　乾薑　麥门冬
各捌分　栢子人　乾地黄　石斛各六分　人參
牛膝各五分　厚朴　藁本各叁兩　當歸　芎藭
各七分

右為散蜜丸空腹酒下二十丸忌如前

桃仁煎療後百病及諸氣補益悅澤

桃仁壹阡二伯枚去皮尖炒熟研如膏

右酒壹斗伍升研濾三四遍如以作麥粥法以極細為佳內長頸小瓶中密封頭內湯中煮一日一夜使瓶口帶出湯上勿令沒熟後以酒服一合日再服獨宋本壽宝卷中葉十八補入

療產後煩渴方

產後煩渴夫產水血俱下腑臟燥渫津液不足

挾虚熱者躁渴可甚致故令渴也

經効理產後血氣心煩渴此十字據產寶補入

紫葛三大兩

右以水二升煎取壹升去滓呷之妙

集驗療產後心煩渴方

瓜蔞根　人參　甘草各六分炙　麥門冬二分大

棗七枚　生地黃十二分

右以水二升煎取八合食後分二服

療產後煩悶虚熱方

産後煩悶虛熱夫產則腑藏勞傷血氣傷而風邪乘之搏於血使氣不宣而否澁則生熱或肢節煩疼口乾但因生熱其煩悶由產後血氣虛弱未復而氣逆乘之故煩悶也其氣故令脇滿妨不下食方

生地黃汁壹升　當歸末壹兩　清酒五升　生薑汁叁合

童子小便二升

右合煎三四沸分溫四服中間藥消進食進食消更進藥

經效理血氣煩悶脇肋脹痛方

芍藥八分 蒲黃四兩 當歸六分 延胡索四分 荷葉蒂三枚炙

右以水二升煎取七合下二味末為二服空腹服

又方

生藕

右取汁煎兩沸飲兩服效據產寶補

集驗療產後血氣煩悶方

生地黃汁一升 酒二合

右合煎三兩沸爲二服立効

千金療産後血氣喘乏心煩悶不解方

淡竹葉 麦門冬 小麦 茯苓各二兩 甘草 生薑各三兩 大棗七枚 心悸加仁參二兩 食少加粳米二合

右以水二升煎取七合食後分爲二服

療産後血下不盡煩悶腹痛

羚羊角炭火上燒作膠二兩 古方燒作灰 芍藥貳兩炒黄 枳殼

汗為汁之誤

貳兩炒令焦黃色

右擣羅為散水調方寸匕服之（獨產宝補入）

產後血瘕方

產後血瘕由產之後有血氣相搏謂之瘕痛瘕者畜也謂其痛浮瘕無定緣內宿有冷血氣不治至產血下即少故成此疾方

童子小便三升　生藕汗升壹大　地黃汁升壹　生薑汁升參大

右先煎三味汁三分減二次下薑汁還火

鍚爲餳之誤

煎取稀鍚每服壹合燒酒調下

療血瘕痛臍下脹不食方

當歸（八分） 桂心 芍藥 蒲黃 驎竭（各六分）

延胡索（四分）

右擣爲散空腹溫酒下二錢匕

千金療血瘕方

乾地黃（壹兩） 烏賊骨（二兩）

右擣爲散空腹溫酒下二錢匕

又方 鐵秤錘（燒赤）

泙当是滓之误

捕補之误

右以酒壹升泙之分為二服

產後餘疾膿血方

產後餘疾由產勞傷藏腑不足日月未滿起早勞動虛損不捕為所傷令氣力疲乏若風冷入於胃胃傷虛冷生血冷極下變自膿膿血相雜冷熱不調為滯痢方

深師方

黃連六兩 烏梅三兩 乾薑二兩

右為散蜜丸空腹飲下三十丸忌如前

廣濟療產後赤白痢臍腹絞痛方

當歸 黃連各八分 艾葉 地榆 甘草炙

竜骨炙六分 厚朴 黃芩 乾薑各六分

右以水二大升煎取七合空腹為二服

經効療產後赤白痢臍下氣痛方

厚朴拗分 當歸六分 肉荳蔻五枚 枳殼六分 甘草

五分 訶子六分 薤切三大合

右以水壹升煎取九合空腹分為二服

張仲文療產後赤白痢腹中絞痛方

黃連 阿膠各壹兩 梔子人三兩 蒲黃壹兩 當歸

黃芩各二兩

右爲散空腹米飲下方寸匕日兩服

投當是救之誤下同

投急療產後赤白痢腹中絞痛方

阿膠 艾葉各二兩 乾地黃 甘草 當歸

各三兩

右以水蓋取八合空腹作二服

必効療產後赤白痢腹中絞痛不下食方

薤白切壹升 當歸 石榴皮 地榆各三兩 粳

米二兩 黃連十二分 黃蘗壹分 犀角四分 黃芩 枳殼 甘草六分 茜草八分 白蘘荷十二分 升麻六分

右以為散，蜜丸，空腹飲下二十丸。

療產後血痢小便不通臍腹痛方

生馬齒莧

右搗汁(心懿作搾)三大合(心懿无大字)，煎一沸(心懿作服)，下蜜一合，攪頓服(心懿无頓字)。

(心懿一千九葉九下)

千金療產後水痢霍亂下痢無度方

白石脂十二分 乾薑十二分

尖是失之誤

右為散以麵糊丸空腹飲下三十丸

療產後大小便數

產後小便數此由胞內宿有冷因產後冷發動冷氣入腹虛弱不能制其小便即數也有遺尿者由產用氣傷於膀胱而冷氣入於胞胞囊決漏不禁小便故令遺尖因產雌所致也方取鷄屎燒

廣濟療產後小便不禁九字據產寶補取鷄屎燒作證類作尖[illegible]無取鷄二字灰空腹酒服方寸匕證類卷十九葉八上

數

千金翼療產後小便服及遺尿方

桑螵蛸叁拾枚熬　鹿茸炙　黃耆各叁兩　牡蠣　人參　赤石脂　厚朴炙各二兩

右為散，空腹以米飲調方寸匕，忌冷茶。自療產後心驚中風方訖此出數聚卷二百三十盡婦人門二十六葉五十一至八十產後小便遺血方　數聚原接此方下，今據產寶原書入卷下

血下當隔方字

產寶卷三

產後小便遺血

療產後大小便利血方

車前子 黃芩 牡蠣 芍藥 蒲黃

乾地黃各六分

右為散空腹飲下方寸匕忌麵蒜

崔氏療產後血氣滲入大小腸方

車前葉汁一大升 蜜一大合

右相和微煎一兩沸分為二服

又大小便利血方

亂髮燒灰

研如粉飲調方寸匕服

古今錄驗療產後勞傷熱極大小便赤澁方

雞蘇壹握 通草十分 冬葵子叄合 芍藥八分 滑石八分

生地黃汁十二 芒硝八分湯成下

右以水三升煮取八合空腹為二服

產後大小便不通方

產後大小便不通腸胃本挾於熱因產又小

便血俱下津液竭燥腸胃瘀滞熱氣结於腸胃故不通

集驗療産後津液渴燥大小便不通方

芍藥　大黄　枳殼炙　麻人研各貳兩

右為散蜜丸空腹煎水下二十丸漸加之以利為度

經效療大便不通熱氣结於腸胃方

大黄貳兩　芒硝壹兩成湯下

右以水一大升煎取六合下硝空腹分為

二服

古今録驗療産後大便不通方

杏仁八分去皮尖研如膏 芍藥 大黃各捌分 黄芩

芒硝各六分

右以爲散蜜丸空腹煎水下利爲度

千金療産後熱結大便不通方

蜜五合

右以火煎令强以水投中良久取之捻如

久取之捻如母指長二寸内下部即通

治卒不得小便 杏仁二七粒去皮尖炒黃米飲

服之差 證類本草卷廿三廿葉 三十七杏

産後壯熱方

産後壯熱因産勞傷血氣使陰陽不和互相乘尅陽勝即熱陰勝即寒陰陽相激故發寒熱又産餘血亦令人寒熱其腹時時痛即是

療産後虛羸喘乏乍寒乍熱狀如瘧名之蓐勞方

猪腎壹具切去脂膜　豉五合綿裹　白梁米貳合　葱白切壹升　人參貳兩　當歸貳兩

右以水二升煎取八合分為二服

療產後乍寒乍熱通溫胸心煩悶方

知母　芍藥各八分切　黃芩　甘草各六分　桂心四分

右以水二升煎取八合空腹分為二服

經效療產後虛煩頭痛短氣欲死心中亂不解方

淡竹茹八分切　麥門冬三分　甘草六分　小麥二合　乾葛分切　石膏十貳分

右以水二升煎取八合食後分為二服。崇

千金卷三第八葉二兩有此方　乾葛作生薑　石膏作大棗十四枚

療產後虛熱頭痛方

芍藥拾二分 黃芩 桂心各六分 乾地黃捌分 牡

蠣捌分 茯苓捌分

右以水二升煎取壹升分為二服

產後咳嗽方

產後咳嗽由肺藏微寒即成咳嗽而肺主氣

因產後氣虛風寒傷於肺故令咳嗽也

集驗療產後風傷寒咳嗽多痰唾黏方

桔梗六分 款冬四分 生麥門冬十貳分 生地黃拾貳

分　甘草六分　蔥白擘　豉二合

右以水二升煎取八合食後良久二服

療勞瘵咳嗽多痰唾粘氣方

前胡　五味子　紫菀　貝母各六分　桑白皮　麥門冬各八分　淡竹葉貳十片

右以水二升煎取八合食後為二服

療產後咳嗽氣喘方

桑白皮十二分　乾百合　赤茯苓各八分　百部根　桔梗各六分

右水二升煮取七合　二服

產後氣痢方

姙娠之時脾胃氣挾於冷大腸氣虛因產後
轉加虛損或悞食生冷酒麵便成痢疾赤白
氣不和赤白胃熱或青色冷極也

療產後氣痢不止方

青木香叁分 訶子皮八分炙令黃 蘇

右為散空腹飲調服方寸匕

療產後赤白痢方

黃連（炒，分）阿膠（炙，六分）赤茯苓 當歸（各四分）黃

蘗（四分）乾薑（三分）

右爲散，蜜丸，空心粥飲下二十丸

療產後水痢方

枳殼（四分）厚朴（炙）茯苓 黃連（各六分）當歸（三分）

右以水壹升煎取八合，空腹分爲二服

又方 黃連（六分）烏梅肉（五分）石榴皮（四分）當歸（四分）乾

薑（三分）赤石脂（四分）

右爲散，蜜丸，空腹米飲下二十丸

療產後下痢赤白有血方

赤石脂　黄連　地楡各六分　當歸四分　乾薑

甘草各三分　厚朴拾二分　薤白七莖

右以水二升煎取八合空腹爲二服

療產後血痢不止方

臭樗根六分

右爲末以水和丸如棗核許以麵相作餛飩每度煮二七箇熱吞之

產後血暈悶絶方

產後血暈者其狀心煩氣欲絕是也亦有用心過多而暈亦有下血極少亦暈若血下多暈者但煩而已下血少而氣逆者則血隨氣上掩心心下滿急此二者雖並為暈而狀候各異當問其產婦血下多少即須速投方藥若不急療則危於命也凡暈者熱血氣乘虛奔逆上所致也但才分解了燒秤錘紅不令赤置器中向產母床前帳裏投醋淬之得醋氣可為除暈之法也十日内時時作此

法不妨暈者如日月之有暈也

經効產後忽悶冒汗出不識人方

雞子三箇

右碎而吞之便醒不醒者可灌男子小便入腹即醒若久不醒忽時時發者此為有風因產血氣暴虛風行脉中若虛去血多者尤甚

又方馬齒莧

右擣取汁三合煎之沸投蜜一匙攪勻頓

服若無时乾者亦得

療産後血氣暴虛汗出方

淡竹瀝三合

右微煖服之須臾再服 證類卷十三 葉十同

廣濟療産後血暈心悶不識人忽神言鬼語氣息欲絶方

生地黄汁壹升 芍藥、甘草 蜜壹合 丹參四分

生薑汁壹合

右以水二升煎取八合下地黄汁等分二

服

療產後惡露不多下腹絞痛方

牛膝六分 牡丹皮 當歸各二分 芍藥 桂心

蒲黃各四分 大黃八分

右為散空腹煖酒服方寸匕

救急療產後血不足疼悶心痛方

荷葉熬令黃

右為散以溫水調方寸匕

療初平安血氣煩悶方

童子小便五合 生地黃汁叁合

右微煎三沸溫溫再服

療產後血暈心悶方

紅藍花十二分 紫葛六分切 童子小便叁合 芍藥六分切

蒲黃四分湯成下 生地黃汁二合

右以水二升煎取七合下地黃小便三五

沸每服三合

產後血暈心悶亂恍惚如見神鬼方

生益母草汁根絞得汁 地黃汁二合 小便壹合 雞子

汁下依例有方字

三枚

右微煎三四沸下雞子白攪令散為壹服

療產後血暈狂語不識人狂亂方

童子小便五合地黃汁二合紅雪捌分赤馬通七枚

右小便地黃汁浸馬通絞去滓下硝溫為

二服

產後乳無汁

血氣虛弱經絡不調所致也乳忽投於地虫

蟻食之令乳無汁可沃東壁土往

療産後乳無汁方

土瓜根　漏蘆各叁兩　甘草二兩　通草四兩

右以水八升煎取二升分温三服忌常法

又方通草　漏蘆　土瓜根各二兩　桂心　甘草各壹兩

右爲散飲服方寸匕日三服更煉乳二兩

甚益速下

又方土瓜根治下篩服兩錢匕千金方半錢匕日三

乳中如流水摘類聚卷二百三十葉九十五　千金方輯補

婦人大全良方引産寶云療産後無乳汁以猪脂如食法煮清漿食之驗 敷原卷二百三十六葉四十四

又方母猪蹄切貳枚通草右以綿裹和煮作羹食之妙 揭卷二百三十葉九十四補入

又方栝蔞末右以井花水服方寸匕日二服夜流出 攊卷二百三十葉九十五補入 又證類卷八葉十二同

産後乳結癰方

産婦宜勤去乳汁不宜畜積畜積不出惡汁内引於熱則結硬堅腫牽急掣痛或渴思飲其妳手近不得若成膿者多妬乳乃急於癰宜服連翹湯利下熱毒外以赤小豆末

水調塗之便愈忽數但去乳汁忽小兒手勻
動之忽大人含小嗍之得汁吐之其汁狀如
膿也若產後不自乳兒畜積乳汁結作癰也
療產後妬乳并癰方證類云癰下有膿字
蒲黃草
右熟搗傅腫上日三度證類作二三度易之并煎葉汁飲
之亦佳食之亦得妬乳及癰證類無妬及癰五字並差證類卷七葉十九下
又方地黃汁塗之熱即易之差
又方

連翹子　升麻　芒硝各拾　玄參　芍

藥　白[redacted]斂　漢防已　夜干各捌　大黃

拾貳分　甘草炙陸分　杏仁捌拾枚去尖

右水九升煎取叁升下大黃次下硝分叁

服（據宋本產寶卷下葉九補入）

療乳癰方

（証類作瘰疬乳腫）

以馬溺塗之立愈（証類卷十七葉四）

療癰疽婦人發乳丈夫發背潰爛生膿血後

虛羸少氣者方

黃蓍　地黃　麥門冬　升麻各叁兩　人參

茯苓兩各二　當歸　芍藥　遠志　甘草各壹

兩　大棗拾枚

右以水二升煮取壹升分溫二服

療亂頭繫破方丁香末傅之立愈

療亂姤及癖方

葵莖及子

右擣篩為散服方寸匕即愈証類無下字証類卷廿七葉三

又方雞矢末

右服方寸匕須臾三服愈証類卷十九葉八同

白當是自之誤

又方皂莢十條

右以酒壹升挼取汁入硝石半兩煎成膏

傅之

療諸癰不散已成膿以懼針令白決破方

白雞翮

右取弟壹翮各壹莖燒末服之即決

又方雄雀白屎研塗上乾即易之

療乳癰初得令消方

赤小豆　菵草

右等分為末苦酒和傅之愈

療腫癰發背乳四肢虛熱大渴方

竹葉切叁升以水壹斗兩升煮取九升　生地黃六兩　黃芩

人參　芍藥　知母　甘草　茯苓各貳兩

升麻　黃耆　栝蔞　麥門冬各叁兩　大黃十貳枚

右以竹葉汁煮取三升渴即飲之

療乳腫方

升麻　白歛　大黃各叁兩　黃芩貳兩　芒硝貳兩

内湯
右以水二升煎取壹升分為二服忽以縣
温藥帖腫上日夜忽僞即差
又方紵麻根擣傅之愈
又方黃蘗壹分
右擣末和雞子白塗之乾即易之立差
又方鹿角石上磨取濁汁塗上乾即易之
又方鹿角燒作灰以酒調塗之立愈
又方粢米粉

宋本產寶馬蹄以下缺

右熬令黑以雞子白和以泥以塗帛上貼

之穿（穿宋本證類作白帛）作穴以泄癰毒氣易之効（證類卷廿三葉十同）

產後乳汁自出方

產後乳汁自出蓋是產後身虛所致宜服補

湯以止之若乳多溫滿急痛者溫熨之

療乳癰始似方

大黃　楝實各二兩　芍藥六分　馬蹄炙六分

右擣為散空腹飲服方寸匕取汗為度

療乳癰初覺有異方

子芩伍分 甘草伍分 桑寄生六分 防風伍分 通草拾分

麥門冬六分 赤芍藥伍分 黃耆伍分 大棗十五枚

右以水壹升煎取九合去滓內乳糖六分

為四服

療乳堅硬方

芍藥 人參 枳殼各叁兩 黃耆 通草各六

分當歸 桂心各二兩 蒺藜子四分去角 雞胃

右為散空腹酒服方寸匕日再服

產後下乳汁方

產後下乳方

黃瓜蔞一枚 取子

右以水壹升煎取六合，下酒合并煎，分二服

又方 通草十分 鍾乳六分 麥門冬六分

右為散，以酒服方寸匕，食後服

又方 漏蘆三分 瓜蔞根四分 蠐螬三分 土瓜根四分

為散，酒下方寸匕，日三服

產後血結成淋方

療血氣壅結成淋諸方宜以傳勝用之

療氣結成淋小便引痛或如豆汁面目萎黄

方

貝齒三末　葵子壹合碎　石膏十二分　滑石八分研

右以水二升煎取八合下猪膀胱汁半合煎

三四沸空腹溫服

療胞不轉小便不通八九日方

滑石十貳分　寒水石捌分　葵子一分

右以水二升煮取九合空腹分三服

療卒不得小便方

杏仁貳七枚去却皮尖熬黄

右和米飲頓服立止

療小便淋澁不通方

葵子　朴硝捌分湯不成下

右以水二升煎取八合下硝分為三服立

通

又方紫草捌分

右為末以井花水五合頓服立

許仁則秘方

許氏昔在西京為女秘妙不傳此方於後人則女壻尋得依狀相傳萬不失壹

療產後若覺血氣不散心腹刺痛脹滿悶喘息不得食飲方

鬼箭羽叁兩，折之，如金色良 當歸貳兩 白朮叁兩 細辛叁兩

右以無灰酒三升水四升煎取二升分為二服

療產後若覺惡露下多心悶氣短憎寒無力

不能食方

當歸　艾葉　生薑各叁兩　人參壹兩　地榆貳兩

乾地黃四兩

右以水三升煮取壹升分為三服

療露下多少得所冷熱得調餘狀但覺腹內

切痛方

當歸五兩　生薑　桂心各叁兩　芍藥貳兩

右以水及酒各五升煮取二升分為三服

療產後諸狀亦無所異但不能食者方

白朮五兩 生薑六兩

右以水酒各二升煮取壹升分爲二服

療產後更無疾狀但覺虛弱欲得補氣力兼

心腹痛方名曰當歸羊肉湯

肥羊肉壹斤去脂以水壹斗煎取捌升去肉 當歸五兩 生薑六兩

黃耆四兩

右三味以肉汁煎取二升五合分爲四服

多風加芎藭二兩有冷加茱萸壹兩有氣

加細辛二兩有熱加生地黃汁二合

療產後雖甚通利，唯覺心腹滿悶，脇肋脹兼咳嗽喘息，不能飲食，大便不通，眠臥起坐不安，心腹時痛方

白朮 當歸 桑白皮 大黃各叁兩 細辛 桂心各二兩 生薑四兩

右以水二升，煮取壹升，為三服，如行七八里再服。服此湯當得利，又不宜過多。所利者，為不獲已而利之，其不然，未合令利。既初產後，知身皆虛，尚須藥食補之，豈宜取

利此湯病熱既要不利利苟以當途服湯得
通氣息安恬利既未止即使須急取三匙
醋飯喫即止 止後但須適寒溫將息後取
瘥後飲食之節量其所宜如利諸不減宜
依後方服之
當歸拾分 白术捌分 甘草七分 桂心 人參 生
薑各叁分 細辛四分 桑白皮六分
右為散蜜丸酒下三十丸
療產後水利方

胎產救急方引產寶云治產後泄瀉不止四肢理中圓最效方
卷二頁二十三 葉四十

神麴五合 枳殼 白术 乾薑分各六 赤石脂十二分

右為散以粥飲調方寸匕

療產後血利方

艾葉分叁 阿膠分十 黃連分七 芍藥 黃蘗 甘草分各六

右為散以粥飲調方寸匕

療產後下膿利方

附子炮 乾薑 甘草分各六 白术分七 黃耆分四

右爲散以粥飲調服

產後目淺久坐視聽言語多或運用氣力遂覺項搏肢節皮肉痛作寒作熱此爲蓐勞宜服後方

猪腎壹具去脂 當歸 芍藥 生薑各二兩

桂心兩 豉 葱白切參兩

右以水八升煮腎取汁六升下諸藥取二升爲二服

產後咳逆方

因產用力氣亂胃口冷熱不知或冷氣入脾
胃榮衛錯乱遂成斯患

療產後咳逆氣麁數數不止方

生薑汁壹合 蜜壹合 蔱葪汁壹合

右三味同煎壹兩沸投酒二合更煎放溫
分為三服

療產後或患咳逆氣乱心煩方乾柿壹個碎
之以水十分煎熱呷（証類作煮熱呷 卷廿三第二十二下）

療產後咳逆經三五日不止欲死方

桂心末半兩　薑汁三合

右同煎取二合向火煎炙背塗之盡摩令

热時時塗藥汁

又方煎壁鏡窠三四咽之（証類作三五箇咽以差　差廿二葉十四下）

療產後覺半風手足不遂言語澁恍惚多忘

精神不足之方

獨活　當歸　芍藥　防風　芎藭　玄

參各貳分　桂心去半分

右以水八升煮取二升半分爲三服覺效

更煮剩漸差須適寒溫將息如不差即以此方作丸每服二十丸有熱加乾葛五兩有冷加白朮五兩有氣加生薑六分手足不穩加牛膝五分畀解三兩黃耆四兩痛加當歸芍藥各二分不食加人參二分玄參三分

療產後虛無餘苦但覺氣虛方

當歸十分蒸 澤蘭捌分 防風 黃耆 續斷各六分 乾地黃十分 桂心五分 地骨皮七分 人參五分 芎

藥分七

右爲散蜜丸酒下二十丸

產後血氣不通当時不甚覺之在產出血少

皆成癥結心便痛硬作寒作熱食飲不生肥

肉心腹有時刺痛口乾粘手並沉重有此狀

者宜服此方

当歸 芎藭 甘草 鬼箭羽 牛膝各五

分白朮 牡丹皮 苦杖各六分 桂心四分 大

黃捌分 虻蟲二七去頭足 水蛭熬貳分 蒲黃六分 烏梅

四分熬　人參五分　朴硝拾貳分　白薇四分　乾地黄七分

右為散，空腹酒下二十丸，日再服

產後膿血桐葉方

赤石脂五分　五色龍骨　黄連炙十分　阿膠六分

白朮五分　黄蘗四兩　黄耆六分

右為散，飲下方寸匕

療產後下血不止方

桑耳炙　芍藥炙　地榆　茜根　牛角䚡

阿膠炙六分　艾葉四分　雞蘇四分　白龍骨十二分

右以水二升煎取八合分為二服 自療産後心驚

説此出類聚卷二百三十一婦人門二十六葉五十一至百四

産後悪露方

療産後三四日悪露不下吐食吐逆兼壯熱方

芍藥拾分 知母八分 生薑 當歸 蒲黃各四分湯

下紅藍花 荷蔕七枚 生地黃汁三合

右以水二升煎取七合去滓下地黃蒲黃

煎三四沸空腹三服

梗

療産後七八日惡露下不止方

敗醬 當歸各六分 芍藥六分 芎藭四分 竹茹四分

生地黃拾貳分熬乾 續斷捌分

右以水二升煎取八合空腹溫服

療産後七八日腹痛兩脇滿兼痛方

桔梗 當歸 金寄奴各六分 桂心 橘皮

各四分 芍藥 茯苓各八分 延胡索四分研下湯

右以水二升煎取八合空腹為三服

療産後隋勞寒熱如瘧四肢疼痛面色萎黃

宜喫猪腎湯方

猪腎壹具去脂膜 糯米一合淘 當歸四分 知母分切 葱

白秫蒼七莖 芍藥分切

右以水二升煮猪腎取八合去腎下諸藥

取五合空腹頓服服訖即臥良久

療産後七日内宿血未散時時衝心迷悶方

荷葉六分 延胡索切分成湯下 地黃汁二合

右以水二升煮取八合空腹服忌雜肉壹

月日

産後腹中堅硬兩脇脹手足冷心中煩熱
欲飲水乾嘔
羌活　桔梗　敗醬各八分　防風十貳分　桂心
六分　柴胡六分　大黃六分浸過　羚羊角貳分
右以水二升煎取八合空腹三服服了吐
即久更服盡服了喫地黃酒切地黃壹升
炒令黑内瓷瓶中下熱酒三升密封煮令
減半任意飲
療産後將息不調亂毋少年強爲起動衝風

杜

任性飲食成癖結兩肋脇硬痛顆塊忽時時
悶亂不能識人方
桔梗拾貳合 烏犀角六分 芍藥捌分 萎蕤捌分 虎杖
四分 朴消捌分成下湯 桑寄生捌分 桂衡六分 敗醬捌分
桂心四分 防風
右以水二升煎取八合空腹為三服
療産後虛羸方
黄雌雞一隻背上開 生百合燒叁枚 白粳米飯半
右壹依常著五味調釀縫背合五味汁

加點佳

煮令熟開腹取百合并飰相和作羹食之

肉亦食令盡暖臥加

療產後經兩臘餘血不盡腹痛兼嘔吐不下

食方

赤芍藥拾分 茅根八分 桃人拾四枚去皮尖 知母八分 蘿

參一 桂心 當歸四分 生地黃汁壹合 紅雪四分

成湯下

右以水二升煎取八合分為三服

療產後三臘諸疾退後身虛無力方

澤蘭葉用五分熬　黃蓍六分　藁本四分　當歸六分　白芷

四分　防風六分　芍藥六分　芎藭七分　桂心三分　柏子人

四分　細辛　乾地黃各五合　甘草四分　麥門冬八分

五味子四分　石膏拾分研

右為散蜜丸空腹酒下二十丸至三十丸

產後虛憊盜汗嘔吐方

生地黃汁三合　蜜半合　生薑汁半合　藕汁貳合　酒貳合

右合煎空腹溫服三度

產後下痢為渴方

產後下痢為渴夫水穀之精化為血氣津液以養藏腑藏腑虛燥故痢而渴若引飲則痢難止飜胃水氣脾胃既虛不能飲水水自流溢浸漬皮膚則令人腫但止其渴痢則差

必效療產後痢而渴飲無度方

麥门冬拾貳分 烏梅貳拾枚碎

右以水壹升煎取七合細細呷之

經効療產後久痢津液虛渴不止方

龍骨拾貳分燒赤得 厚朴炙 茯苓 黃芩 麥门

冬　人參各捌分　生薑陸分　大棗貳七枚

右以水二大升，煎取七合，空腹分二服。

古今錄驗療產後痢日久津液枯竭四肢浮腫口乾方

冬瓜壹枚

右以黃土泥裹厚五寸，煨令爛熟，去土，攪取汁服之，差。

產後腰痛方

腎主腰腳，產後腰痛者，為女人腎位繫於胞

產則勞傷腎氣損動胞絡未平復而風冷客
之故腰痛痛未已後忽有娠必致損動何然
胞絡屬腎腎者主腰故也方
獨活　芎藭　芍藥　桂心　續斷　生
薑　桑寄生各六分　當歸　防風各捌分
右以水三升煮取壹升空腹分為二服忌
生葱
廣濟療產後虛冷血氣流入腰腿痛不可轉
方

敗醬 當歸各八分 芎藭 芍藥 桂心各六分

右以水二升煮取八合空腹作二服

產後脹滿痛方

產後兩脇脹滿痛由膀胱宿有停水因產惡露下不盡水壅痞與氣相傳積在膀胱故令脇肋妨滿氣與水相浸故令痛也

經効療產後血氣脇肋妨脹痛方

當歸十貳分 芍藥 桔梗 檳榔 枳殼各八

分 桂心 青木香 柴胡各六分

右以水二升煎取八合空腹作二服

療產後惡露下少血氣壅痓腸肋脹痛不下

食仁乾方

蘇方 紫葛各十貳分 芍藥 當歸各捌分 桂心

蒲黃各六分 生地黃貳合

右以水二升煎取七合下蒲黃分為二服

差

產後驚悸方

血主心，心主血，血氣通榮衛臟藏，遍循經絡，產皆血氣傷，臟藏皆虛，心不能統儲藏，其榮衛傷不足，即令驚悸恍惚，心神不定方

伏神 麥門冬各叁兩 當歸 人參 芍藥 酸棗人 黄芩 白鮮皮 甘草各貳兩 大棗七枚

右以水二升，煮取七合，去滓，放溫，食後分四服

千金治產後暴苦心悸不定，言語錯謬，恍惚

愲心所致方

茯苓叁分 甘草 桂心 當歸各壹兩 大棗叁十

枚 生薑六分 芍藥貳兩

右以水三升煮取一升食後為二服 類聚卷二

百三十二婦人門二十七葉一至八

食治

療產後諸痢方 煮薤白食之唯多益 肥羊

肉炙食之唯多好 羊腎脂炒薤白空腹

食之佳 類聚卷二百三十八婦人門二十葉七十六

產寶續編

周頲傳授濟急方

頲嘗有人傳授任效者方頲自曾修合實有大功於人遂刋于卷末普傳天下咸濟急亂

治產後血暈血氣并及滯血不散便成癥瘕兼瀉而色黃腫噁逆惡心頭痛目眩口吐清水四肢痿弱五藏虛怯常日睡多喫食減少漸覺羸瘦年久變為勞疾如此所患徧宜服餌金勝丸方

澤蘭四分 當歸 芎藭 蕪荑 甘草 芎
藭各叁分 石膏 桔梗 細辛 茱萸 栢
子人 防風 厚朴各貳分 乾薑 桂心各貳
分半 烏頭 白微 枳殼 南椒各貳分 白朮
白芷 人參 藁本 青木香各壹分半 金釵
石解 石頜 蒲黃 茯苓各貳分
右以二十八味並州土分兩無差擣末煉
蜜丸如彈子丸有所患熱酒研壹丸入口
便愈大忌腥臊熱麵豉汁生葱冷水菓子

解当是斛之误

等死胎不下胎衣在腹並已炒鹽酒研服

如未退更進壺丸神効

治產後諸疾散子方

澤蘭九分 烏頭炮 白薇貳分 石膏八分 乾薑 桂

心五分 細辛 卷柏去土 柏子人 茱萸 防

風去頭 南椒出汗 厚朴薑汁炙 茯苓各四分 白芷

白术 藁本 人參 五味子 黃耆

丹參各叁分 芎藭 當歸 蕪荑 芍藥

甘草各七分

右為末以新垍器封勿令失氣每服以热
酒調兩錢匕
傳効理産後壹切疾黑散子
鯉魚皮叁兩燒灰 當歸 沒藥各壹兩 鉒墨 丈
夫髮灰各半兩 芎藭貳兩 桂心 好墨 卷柏
青木香 麝香各壹兩 蒲黃貳兩
右以一十二味並依分兩擣為末以乾垍
器盛着封勿失氣毋産後以好酒調壹錢
匕頓喫如血暈衝心下血不尽臍下攪刺

疼痛不可忍血塊血癖痰疾甚日加兩服無

効不勤時候便服切忌冷物菓子粘食

傳効姙娠十個月內不安至臨月解並宜服

此保命丸方 按類聚卷之二百三十五婦人良方引周通傳 按濟急方作金鐘保生元云方与局方同却無麻仁有川椒故不復錄今考此方与局方同並無殊異 備預百要方作保生圓

石斛 貝母心炒去 石膏研如粉 黄芩 桂心

秦椒去目熬用 蜀椒准前法用 甘草炙 糯米熬 烏豆

卷上九味 大麻人貳兩 乾薑炮 蒲黄 當歸

各四兩

右件藥一十四味並須州土如法修合搗

篩為末煉蜜為丸如彈子大如有妊娠諸疾喫食減少及氣喘氣痛面目瘦黃身体羸瘦四肢無力手腳浮腫肢藏不安並以棗湯研一丸服氣痛酒研一丸空肚服忌腥臊菓子粘食雞肉等醫方類聚卷二百三十二婦人門二十七葉至十八

朱砂元治產後虛中有積結成諸疾

黑附子 桂心 白薑各半兩 巴豆壹錢醋浸者去皮研

右為細末入巴豆研停醋煮麵糊元如鹿
子大每服三圓至五圓冷茶下服之取瀉
為度
薑粉散纔產服此藥去兒枕除百病
當歸 人參 木香 黃耆 川芎 甘
草 茯苓 芍藥 桂心 知母 大黃
炒草豆蔻 白朮 訶子 良薑 青皮
熟地黃少許 附子壹箇重半兩
右除地黃附子外各等分焙乾生薑壹片

研取自然汁於椀中傾留食久傾去清汁
取下面粉脚攤在蒻葉上入焙籠焙乾擣
羅為末煖産後困藥三錢水壹盞薑三片
棗壹個煎至七分熱服服後産母自然睡
着半日以來睡覺再服全除腹痛每日只
三服至九日不可服肚中冷也
地黃酒治産後百病未産壹月先釀産訖可
服
地黃汁　好麴　好浄秫米各二升

右先以地黃汁漬麴令發準常法釀之至熟封七日取清者服常令酒氣相接勿令絕忌蒜生冷酢滑雞猪肉一切毒物婦人皆可服之但夏三箇月不可合春秋宜合以地黃汁并滓內米中炊合用之若作一碩十碩準此一斗為率先服當歸湯後服此妙

地黃丸治產後腹痛眼見黑花或發狂如見鬼狀或胎衣不下失音不語心胸脹滿水穀

不化日乾煩渴寒熱往來口内生瘡咽喉腫痛心中忪悸夜不得睡産後中風角弓反張面赤牙關緊急或崩中如豚肝臍腹疞痛煩躁惕惚四肢腫滿及受胎不穩唇口指甲青黑壹方地黄減半當歸壹兩延胡索琥珀各壹兩名琥珀地黄元治狀同

生地黄研取汁留滓 生薑各二斤研取汁留滓 蒲黄 當歸各四兩

右於銀石器内用慢火取地黄汁炒生薑滓以生薑汁炒地黄滓各令乾四味同焙

乾為細末醋煮麵糊圓如彈子大每服一
圓食前用當歸酒化下神妙
琥珀散治産後一切危困之疾
琥珀 朱砂 麝香 香墨醋炙 白薑蠶
當歸各一分 鯉魚鱗炒焦 桂心 百草霜 白
附子 梁上塵炒令煙出篩過秤各半兩
右為細末炒生薑熱酒調下二錢産後一
切病服之奇效
黑神散治産後諸疾如産卧畢切須用童子

小便调數服除百病如無小便用白湯亦

可

或產勞力過度或下血頗多或微热恶露来

遲

馬尾大當歸洗壹兩半

右在未產前修製為末如遇產有疾無疾

若產了但用童子小便调服令產婦月後

並無他證果有神效

療產後雖甚通利唯覺心腹滿悶脇脹咳嗽

不能食大便不通腹滿行坐心腹時痛許仁則秘

方三道

白朮　當歸　桑白皮　大黃各兩叁佃亭

桂心各二兩　生薑四兩

右㕮咀用水二升煮取壹升分為三服如

人行七八里久再服此湯當得利利又不

宜過口所利者為不獲已而微利之其不

然未食令利既初產後覺身體虛尚藉藥

食補之豈宜取利此緣痛熱既要不利苟

以當歸服湯得通氣息安帖利既未止即便須急取三匙醋飯喫即止止後但須適寒温將息後取瘥復飯食之節量其所宜如利不減宜依後方服之產後不宜輕易便投大黄如不得已後人更斟酌强弱而用之力得穩當

當歸十分 白朮八分 甘草七分 細辛四分 桂心 人參 生薑各叁分 桑白皮六分

右爲末煉蜜圓如梧桐子大空心温酒下

三十圓

產後血氣不通當時不甚覺如在產出血少皆成瘕結心便痰硬乍寒乍熱飲食不進不生肌肉心腹有時刺痛口乾粘手足沈重有此狀者宜此藥

當歸 芍藥 甘草 牛膝 鬼箭羽

人參各五分 牡丹皮 虎杖 白朮各六分 大黃八分 乾地黃七分 朴消十分 烏梅肉炒 白薇

桂心各四分 水蛭炒 蒲黃各三分 䗪蟲十四枚炙

右為末煉蜜圓如梧桐子大空心酒下二
十圓日兩服外臺有赤石脂十分許公在
西京為女秘妙不傳此方於人後仁則女
婿尋得依狀相傳萬揭不失壹餘散歸本門
類聚卷二百三十五婦人门三十葉五十
二至五十六 婦人大全良方引